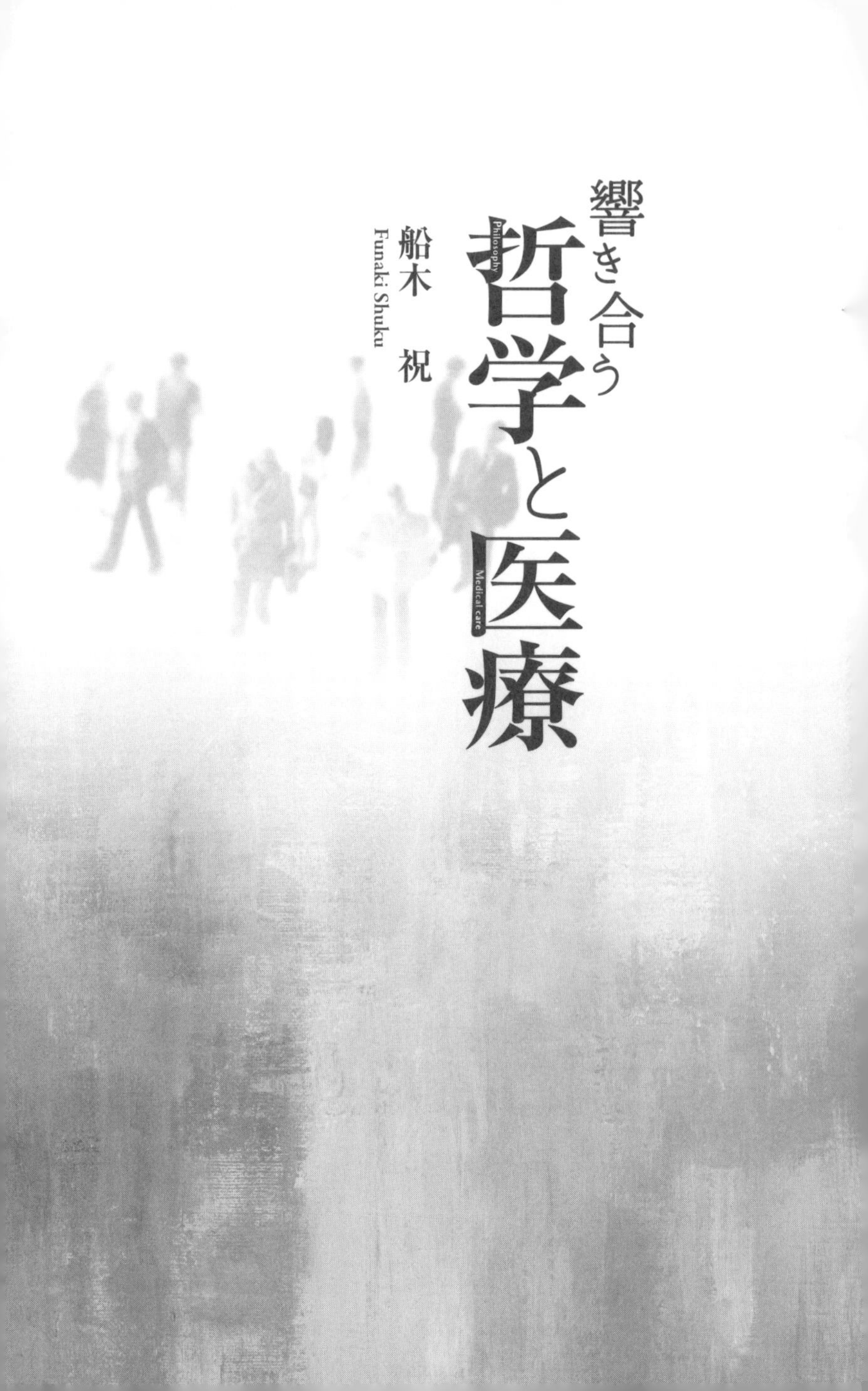

響き合う哲学と医療

Philosophy

Medical care

船木　祝

Funaki Shuku

引用について

カントの著書、レフレクシオーン、講義録からの引用は、すべて『アカデミー版カント全集』(*Kant's Gesammelte Schriften*, hrsg. v. Königlich Preußische Akademie der Wissenschaften (und Nachfolgern), Berlin 1900ff. [Akad.-Ausg.]) による。ローマ数字がその巻数を、アラビア数字がページ数を示す。邦訳は『カント全集』(岩波書店)。ただし翻訳は必ずしも全集版に従っていない。『純粋理性批判』からの引用は、第一版(一七八一年)をA、第二版(一七八七年)をBとし、ページ数の前に(A)(B)を付す。レフレクシオーンからの引用は、*Refl.* という略号に番号を付し、アカデミー版の巻数とページ数を示す。レフレクシオーンのエーリッヒ・アディッケス(Erich Adickes)による年代設定は多くの問題を孕むものであるが、参考までに本文中に挿入して記す。

カントの著作、遺稿及び講義録

Anthropologie Parow　『パロウ人間学』
Anthropologie Friedländer 3. 3 [Ms. 400]　『フリートレンダー人間学』
Anthropologie Pillau　『ピロウ人間学』
Menschenkunde　『人間知』
Anthropologie Mrongovius　『ムロンゴヴィウス人間学』
Anthropologie Busolt　『ブーゾルト人間学』

Moralphilosophie Collins　『コリンズ道徳哲学』

Praktische Philosophie Powalski　『ポヴァルスキー実践哲学』

Logik Pölitz　『ペーリッツ論理学』

Wiener Logik　『ウィーン論理学』

Kritik der reinen Vernunft　[=*KrV*],『純粋理性批判』（一七八一／一七八七）（『カント全集４，５，６』）

Idee zu einer allgemeinen Geschichte in weltbürgerlicher Absicht,『世界市民的見地における普遍史の理念』（『普遍史の理念』）（一七八四）（『カント全集２』）

Grundlegung zur Metaphysik der Sitten,『人倫の形而上学の基礎づけ』（一七八五）（『カント全集７』）

Kritik der Urteilskraft　[= *KU*],『判断力批判』（一七九〇）（『カント全集８，９』）

Über den Gemeinspruch: Das mag in der Theorie richtig sein, taugt aber nicht für die Praxis,『理論では正しいかもしれないが、実践には役に立たないという通説について』（『理論と実践』）（一七九三）（『カント全集14』）

Das Ende aller Dinge,『万物の終わり』（一七九四）（『カント全集14』）

Anthropologie in pragmatischer Hinsicht,『実用的見地における人間学』（一七九八）（『カント全集15』）

略号一覧

カントの著作

KrV *Kritik der reinen Vernunft*
KU *Kritik der Urteilskraft*

シェーラーの著作

UMST *Vom Umsturz der Werte*
SOZ *Schriften zur Soziologie und Weltanschauungslehre*

シュタインの著作

B *Beiträge zur philosophischen Begründung der Psychologie und der Geisteswissenschaften*
EES *Endliches und ewiges Sein. Versuch eines Aufstiegs zum Sinn des Seins*
KW *Kreuzeswissenschaft*
AMP *Der Aufbau der menschlichen Person. Vorlesung zur philosophischen Anthropologie*

目次

第三部　高齢者の生きる社会……161

序

本書は、医療と哲学の問題を「人間観」を基軸として考察することを目的としている。医療は人間にかかわるものである。この「人間観」、つまり人間存在のあり方の認識を踏まえなければ、医療者は患者を単なる対象として扱うことになりかねない。しかし、ひとくちに人間観が重要であるといっても、人間存在のどのような要素をどのような観点から考察したらいいいかは難しい課題である。近代ドイツの哲学者イマヌエル・カント（Immanuel Kant）は、哲学の問いは究極的には「人間とは何か」という問いに行き着くと言う。カントは生涯にわたりこの問題に取り組み、紆余曲折を経ながら、思想の成熟を果たした。カントがどのような考察を展開しているかをたどることは、「人間とは何か」という問題を私たちが考えるうえでも大いに参考になるはずである。

そうした哲学的考察を踏まえ、現代の生命倫理学はどのような人間観を標榜して創始されたのだろうか、そこにはどのような特徴があるのか、その自由を強調する人間観が医療の現場にどのような影響を与えているのか、また、その自由な存在としての人間観には限界はないのかということについて考察する。そして、人間を依存存在として捉える、生命倫理学における新しい考え方を指摘する。また、そのような新たな生命倫理学の人間観の下に、終末期医療、及び生殖補助医療の問題をどのように捉え直すことができるのだろうかを問う。

生命倫理・医療倫理の分野では、時間的に限定される安楽死、延命治療の不開始・停止などの問題が議論されてきた。一方で、高齢化は徐々に自己コントロール能力を失っていき、最後は死に向かうプロセスである。つまり「自律」だけではなく、「脆弱性」といった倫理原則も含む複眼的視点がとくに問われる段階である。高齢期は、退職、配偶者の死、慢性疾患、家族の介護など、人生の終わりに向かう過程でさまざまな困難に遭遇する時期である。そこでまず、患者を喪失した家族などに対するグリーフケアについて考えていきたい。それは死別などの困難を経験した者の自己の内面の葛藤のプロセスであるだけではなく、周囲の者の関わりのあり方が問われる問題である。ドイツの二人の現象学の哲学者、マックス・シェーラー（Max Scheler）とエディット・シュタイン（Edith Stein）による「個人の問題」と「共同体のあり方」についての分析をたどる。とくにシェーラーによる苦悩の意味、シュタインによる共同体の生としての人間性について熟考する。次に、今後団塊世代が後期高齢者となり、増加が見込まれる独居高齢者を支える社会について哲学的考察をする。私たちは独立した個人としてだけではなく、さまざまな共同体の成員として生活している。私たちの共同体の中には、老い、病、障害、失業、死別など、さまざまな困難に遭遇する人たちがいる。とくに一人暮らしの高齢者は、心身面、経済面のそうした困難を複合的に抱えている。ジョン・スチュアート・ミル（John Stuart Mill）の『自由論』（一八五九年）を代表例とするような、リベラルな個人主義の「強さの倫理」に対して、アメリカの医療倫理学者ダニエル・カラハン（Daniel Callahan）や、アリストテレス派のひとりであるマーサ・ヌスバウム（Martha C. Nussbaum）が強調する依存、脆弱性、小ささ、みじめさといった概念に基づく「弱さの倫理」が注目される。シェーラーとシュタインも、フェルディナント・テンニース（Ferdinand Tönnies）による「ゲマインシャフト（共同体、Gemeinschaft）」と「ゲゼルシャフト（利益社会、Gesellschaft）」の区分を踏まえて、西欧近代以降の社会である「利益社会」を特徴づけている。そのうえで、現代社会における共同体のあり方を模索する。そして最後に、共同体の意義を強調する哲学者、チャールズ・テイラー（Charles Taylor）、ヌスバウム、シュタインの見解が果たして実際の独居高齢者の現状に添うものであるかを確かめるために、船木祝、宮嶋俊一、山本武志、道信良子、粟屋剛の研究グループが行った、A市、B市、C市及びD町在住の六五歳以上九〇歳未満の独居高齢者を対象にしたインタビュー調査を踏まえ、そこでの独居高齢者の語りを哲学・倫理学的観点から分析する。

本書は、第一部（第一章〜第二章）を「哲学における人間観」とし、カントの人間観の変遷と特徴を示す。第二部（第三章〜第六章）は、「生命倫理学における人間観」とし、アメリカ型の自律を上位に置く考え方と、欧州連合バルセロナ宣言（一九九八年）の「脆弱性」を強調する考え方を比較検討すると同時に、後者の視点を踏まえて、終末期医療、及び生殖補助医療の問題に取り組む。そして第三部（第七章〜第九章）を「高齢者の生きる社会」とし、家族などを喪失し、弱者に位置づけられる高齢者を支える社会のあり方を、インタビュー調査も踏まえ哲学的に考察する。

第一章は、主にアカデミー版カント全集第二五巻の人間学講義を掘り下げる。カント研究においても端緒についたばかりの当講義録を分析することにより、これまで明らかにされなかったカントの思想発展の経緯をたどる。とくに主著『純粋理性批判』（一七八一年）出版までの、一七七一年から一七八〇年までのいわゆる「沈黙の一〇年」を経て、どのような思想の変化があったのだろうかを問う。カントは講義録の中で、一貫して、人間を一方で幸福を追求する存在として、その一方で道徳的存在として扱う。カントの思想の特徴は、この人間存在の要素を、「全体」の視野に立って分析することにある。一七七〇年代のカントは、主に人生全体という観点から思索を展開する。つまり人生を全体として見て、幸福であるとはどのようなことであるのかという問いに取り組む。この時期のカントは、その問いを二つの側面から明らかにしようとする。一つめは、人生を全体として見て満足したかという感情面であり、二つめは、人生が完全であったかという価値判断の側面である。一つめに関して、一七七〇年代のカントは、偶然に左右されるものをすべて度外視するならば、最後に残るのは快楽ではなく、誠実に生きたかどうかであると考える。なぜ誠実に生きることが人生の最後に内的満足を与えるかの理由として、カントは、自己からも他者からも非難される心配がないことをあげる。二つめに関しては、カントは完全性を「手段としての完全性」と「目的としての完全性」の二つに分ける。まず、「手段としての完全性」に関しては、たとえば、物を人にうまく売りつけるための、自らの態度が他者に及ぼす影響を考える交際術としての世間的怜悧の重要性を説く。それは、人々から軽蔑されないように他者の立場に立って振舞うことを意味する。他者から疎まれることはいい結果を生まないからである。次に「目的としての完全性」としては、たとえば、誠実さのように、何かのために有用であるのではなく、直接的に善である道徳が指摘される。しかし、一七七〇年代のカントは怜悧に振舞った方が結果的に有用であり、幸福であるという主張を前面に出して議論を展開する。しかし一七八〇年代に入って、そうした幸福に関する主張は後退し、むしろ、人はただ苦痛を出発点とすることができると言う。幸福を追求することは果てのないものとなり、いつまでも満足することはできない。また、そのような志向は苦痛のもつ意義を見失わせる。苦痛があるからこそ、人間は怠惰を脱し、活動に促される。人間は活動的存在なのである。さらにこの時期のカントは、世間的怜悧についても異なる思索を展開する。人はいくら賢く振舞っても、幸福になる保証はない。つまり、他者の思惑は計り知れないものであり、どんなに賢明な態度であっても非難されることがある。自らの幸福が、他者の思惑に左右されることになる。そこでこの時期のカントは、幸福の原理である怜悧ではなく、道徳性の主体である人格としての人間の側面から、人生全体の価値を統合しようとしたのである。

第二章は、カントの人間に関する思索が、まずは個々の人間存在として、そして、社会的存在として、ひいては普遍的世界に向かう道徳的存在として展開することを示す。カントはこうした人間存在の三つの側面から新たな考察を展開する。一七七〇年代初頭頃のカントは、個人としての人間を特徴づけるために、その人の主要目的にさかのぼらなくてはならないとする。目的の観点に立つということの考え方を、一七七〇年代半ば頃のカントは、社会に生きる人間性に関する考察に用いる。すなわち、人間性には「悪性」が宿っているのだが、それには二つの目的があると言う。一つめは、人間が対立し合いながら地球全体に生息域を拡げるためである。二つめは、文明化された社会を形成するためである。互いに不信や敵意があることによって、安全性を確保するための市民的社会体制を築こうとする。さらに文明化の下では、人々が市民社会において、他者からの道徳的判断を恐れ、道徳的に振舞うことが求められる。このような外面的道徳的強制が、市民社会において重要な役割を演じるのである。しかし、一七八〇年代のカントは、人間性概念の思索において、そうした文明化から、道徳化の方に主張の力点を移していく。それは、文化が高度になると多様な欲求対象が増加し、かえって個々人の恣意的自由に歯止めが効かなくなり、互いに他者の自由を制限し合うことになるからである。さらに外面的道徳的強制についてもマイナスの側面があることを示す。すなわち、市民社会が完成に近づけば近づくほど、人間同士においてますます裏表のある、真の道徳ではなく道徳めいたものが支配するようになるということである。そこで、この時期のカントは、文明化をそのまま押し進めるのではなくそれを条件づける、人間性に潜在するはずの、利害関係に関わりなく誠実であろうとするような、内面的動因に基づく道徳性の意義を強調する。この道徳性に人間の自由が合致してはじめて、市民社会の進歩が実現するのである。

第三章は、生命倫理学が創始された際の人間観と、近年とくにヨーロッパで主張されている人間観を比較し、これからの生命倫理学が依りどころとすべき人間観を模索する。生命倫理学は、一九六〇年代以降にアメリカで起きた消費者運動をその成立背景の一つとし、「自由な個人」という人間像を理念として掲げている。つまり、自らの自由意思で物事を決定するという、自由な存在としての人間の側面を重視している。これは、患者の治療選択権など、個人の自己決定権を重視する意義ある成果を生み出してきた。しかしこうした人間モデルは、胎児や幼児、認知症患者や持続的昏睡状態の患者のような、意思表明ができない存在を扱う際に難点がある。この問題に対し、英米型生命倫理成立のもう一つの背景であった「功利主義」と、「属性主義」が解決を試みる。「功利主義」は、最大多数の最大幸福の理念、及び、行為の動機ではなく結果によって行為の善悪を判定する帰結主義を特徴とする。そして、社会全体の幸福に対して益が害を上回るのはどちらであるかという判断を前面に出す。たとえば、家族にとっての便宜、誕生阻止の有用性、人口増加の抑制などが検討される。「属性主義」は、周囲の者が対象の有する性質に基づいて、存在者の道徳的位階を評価するものである。自己意識をもたない存在は、低くランクづけされることになる。また、対象のもつ性質によって、個体としての価値の有無に一定の線引きがなされることがある。しかし、着床前診断の論議から、さらにはエンハンスメントへの滑り坂を、生命倫理学が転がっていくことへの危機感から、アメリカ国内でも新たな人間観が模索されるようになってきた。それは、人間は「脆弱性」を備える存在であるというものである。自律型の人間モデルを前面に推し進めると、ケアし合う存在としての人間の側面が後退したり、ケアリングが私的なものに押しつけられる傾向が強まったり、いったん弱者と位置づけられた存在は、ますます傷つきやすい状況に置かれることになりかねない。そこで、虚弱さ、能力低下、認知症の可能性を兼ね備えた人間が、単に自己決定という人間像に固執せず、相互依存的存在としての人間像を取り戻すことの重要性が説かれる。こうした脆弱性としての人間観を正面から論じているのは、とくにドイツの倫理学者である。ドイツの哲学者ユルゲン・ハーバーマス（Jürgen Habermas）によれば、人間の脆弱性には二つの要素がある。すなわち、「身体的虚弱性」と「相互依存性」である。人間の身体には傷ついたり衰弱するという側面がある。また、人間は他者に依存しなくては生きていけない存在である。こうした人間観の洞察に基づいて、ハーバーマスは、人間の発生が偶然に左右されることの、むしろ意義を強調するのである。ドイツの哲学・倫理学者アンセルム・W・ミュラー（Anselm W. Müller）は、いま倫理学でまずもって問われるべきなのは、対象の性質ではなく、対象を取り囲む周囲の者の人間理解であると主張する。ミュラーによれば、英米型の生命倫理学と一線を画する倫理学には、二つの特徴があると言う。それは、「相互関係」と、たとえば、胎児、障害者、認知症患者なども私と同じであり、同じ共同体に属するという「共属性」の強調である。まず、私たちが問題にすべきなのは、対象の性質ではなく、対象との関係である。すなわち、対象が利益になる結果を生むかどうかにかかわりなく、私たちは対象との関係性にあるという認識をもつことがまず求められる。対象の価値を対象の性質から判断するのではなく、対象に対する行為者の道徳性に重きがおかれる。次に、胎児、障害者、認知症患者なども、私たちと同じ共同体に属するという意識をもつことが求められる。人間は誰もが依存する可能性をもつ存在であるからである。

第四章は、自らの意思で決定するという倫理原則としての自律と、相互依存の思想が日本の終末期患者の意思決定の場面において、どのように消化されていくかを考える。自他を相互に分離させる、他者の援助なしに生活するという自立志向は、日本においてそのまま当てはめることは困難であると、終末期医療医大井玄氏は指摘する。日本の終末期医療の現場は、自分の意思を最大限に発揮することよりも、家族、友人などの社会環境とうまくつながっていこうという意識に強く支配されていると言う。周囲との関係を壊したくない気持ちが強く、人間関係がこじれて孤独になる方をむしろ恐れる。多くの高齢者は、自らの決定よりも、周囲との温かい関係の中で終末期を送りたいと考えていると言う。ドイツは、終末期医療において、できるだけ自己決定を重んじると同時に、人間の相互依存性に配慮する政策を展開する。松田純氏によれば、こうした自由な存在だけではなく、相互依存存在であるという人間観は、これまで連帯の原理を通じて、ドイツの倫理学者、政治家、教会関係者によって提唱されてきた。ミュラーによれば、アメリカ型生命倫理学の特徴は、自分で設計、計画して影響力を及ぼし、共同体の中で有意義な働きを示し、周囲と利害関係を結び、快・不快の感受能力のある主体が重んじられる点にあると言う。そこでは人間が相互関係にあるという視点が後退する。しかしミュラーによれば、人間は自らの資格や能力を発揮するという観点よりも、むしろ他者との関係性という観点から判定されなくてはならない存在である。利害感受能力、意識の喪失が、そのままその存在者の価値喪失につながるのではなく、そうした存在との周囲の者の関係性が重視されるべきなのである。こうしたドイツの論者の見解を参考にし、本章ではまず、誰もが依存的存在として生まれ、いずれ病や障害によって依存的存在となるかもしれない存在であるとする相互依存の考え方を提示する。そして、私たちが胎児、障害者、認知症患者などと同じ共同体に属するという、共属性の意識をもつことの意義を考える。さらに、言葉での表明が難しい患者を、意思表明の主体というよりは、行為の主体とみなし、能動的な行動をともに支えていくような援助のあり方を探る。

　第五章は、人間を自由な存在とする理解と、人間を関係存在とする理解が、安楽死問題にどのような見解の違いを生じさせているかを描写する。清水哲郎氏、立岩真也氏及び坂井昭宏氏といった日本の代表的論者の主張を踏まえ、ドイツの哲学・倫理学者、及び医師の注目すべき論述を辿る。ドイツ出身の応用倫理学者アントン・ライスト（Anton Leist）は、終末期医療の現場では、「自律モデル」が「配慮モデル」にとって変わりやすい土壌があると指摘する。末期患者の置かれている実情は、すべてをなるように任せる状態に陥っている。そこに、耐えがたい苦痛緩和という「配慮モデル」が、現場において強く押し出されるとするならば、患者は自分の意思と称して、医師に自らの殺害権を委ねることになりかねない。このように、患者の意思の自由が実現されない現状がある。ミュラーも、末期患者が積極的臨死介助を望む動機には、自らの自由の実現というよりは、むしろ厄介や不確かさへの恐れ、自分の死の責任を自ら引き受けるのではなく、専門家に責任を託したいという動機があることを指摘する。哲学・倫理学者フランク・ディートリッヒ（Frank Dietrich）は、患者の自己決定を脅かすところの、積極的臨死介助が法律上容認されることで助長されるという社会的圧力の論議を分析する。とくに、周囲の者がストレスや過重な負担について話すのを患者が耳にしたり、周囲の者が実際の態度において患者に不満の感情を示したり、まして身体的虐待を加えたりすれば、患者は自発的決断ではなく、周囲への心配から自らを死なせる決定をすることになりかねない。ただし、ディートリッヒは、延命治療の不開始・停止の場面において、こうした圧力の目立った事例が今のところ報告されていないため、積極的臨死介助合法化にも与する姿勢をみせる。脳神経外科医アンドレアス・ツィーガー（Andreas Zieger）らは、社会的圧力の論議ではなく、医師・患者間の信頼関係が育まれる点を強調すべきだとする。まず、医師・患者間の信頼関係の土台は、患者が自らの意思の思うままにできるかではなく、信頼して援助を求めることができるかにある。患者の意思を何よりも尊重しようとする医師の態度は、かえって、患者の意思決定を急ぐ事態を招き、時間を要する患者の具体的生活状況に応じたやりとりを通り越すことになりかねない。そのような場面では患者の真の心情は吐露されにくい。またツィーガーらは、医師が耐えがたい苦痛緩和のために生命停止を容認しているような場合、患者への十分愛情のこもった心遣いや、家族へのケアが後退する可能性があることを指摘する。とくに家族の悲しむ様子を見て、患者は死への決定を急ぐことも想定される。ツィーガーらは、事務的な表層的意思の中で態度決定するのではなく、患者の真の自立が可能になるための、患者と心を通わせる具体的生活状況に応じた援助、及び家族のケアといった人間同士の関係性を重視する。

第六章は、ヒト胚研究を巡る代表的論議の特徴と、それだけでは扱いきれない人間存在のあり方について論述する。日本における「ヒト胚の取扱いに関する基本的考え方」（二〇〇四年七月二三日）における論議は、「人の生命」と「人類への利益」を天秤にかけている。前者に関しては、原始線条形成以前のヒト胚の法的地位が低くされ、後者に関しては、生殖補助医療技術のさらなる向上や、人クローン胚にあっては、拒絶反応の問題解決という錘が秤にのせられ、後者へ比重が傾いた。ドイツではこうした立場表明を裏づけるような議論よりは、むしろそれとは異なる論調が前面に出ている。ドイツの哲学者ディートマル・ヒューブナー（Dietmar Hübner）は、二つの法的権利の区別を引き合いに出す。一つは「他者の侵害からの自由」にかかわる「消極的な防衛権」、もう一つは「自己の行為への自由」にかかわる「積極的請求権」である。ヒト胚研究においては、前者はヒト胚の生命権が有するものであり、後者は科学者の「研究の自由に対する権利」である。こうした区別立てを踏まえたうえで、ヒューブナーは、後者の請求権のために前者の防衛権を侵害することの禁止は、生命権の高低差だけでは例外化できないほど、根本的なことであると言う。ミュラーは、対象となるヒト胚の道徳的地位という視点ではなく、ヒト胚を取り扱う行為者の視点に立つ議論を展開する。生命科学研究者、及び医療者の行為者としての責任には、たしかに、契約不履行や自ら招いた危害の保障をしないといった不作為の責任が問われることがある。しかし、人類のすべての将来的利益に対して不作為に留まることの責任が問われるわけではない。むしろ、他者に損害を与えない道徳的責任は、他者に役立つことをする道徳的責任を上回る。さらに、ヒト胚の研究利用のための作成においては、極端な道具化がなされていると言う。すなわち、ヒト胚の産出が、研究利用という他者の目的のために作成され、利用期間を経て廃棄される。そこでは人間存在が、完全に他者の目的のために発生し、廃棄されている。このような人間の尊厳の侵害は、人類への寄与のためといった将来的目的がいかようにも高度化されるにしても、禁止されるべきなのである。

第七章は、これまで注目されてきたターミナルケアだけではなく、患者を喪失した家族などに対するグリーフケアについて考えていく。日本におけるグリーフケアのパイオニアである哲学者アルフォンス・

デーケン（Alfons Deeken）は、愛する対象を喪失した際の悲嘆に取り組むグリーフワークにおいて、個人の作業と、他者との関係性の両方が必要であると言う。個人としては、別れ、喪失は誰にでも起こりうるという人生観への転換と、日常よりも深い次元において苦しみに意義を見いだすことが求められる。他者との関係性としては、何も話せないという孤立した状態を脱するために、近くに心を打ち明けられる友人や知人の存在が重要である。精神医学者・医療哲学者の平山正実氏も、日本初の遺族外来を設立した大西秀樹氏も、遺族がありのままに言える環境や、辛い気持ちを打ち明けられる関係の重要性を指摘する。このような日本の代表的論者による指摘を踏まえ、ドイツの二人の現象学の哲学者、シェーラーとシュタインによる「個人の問題」と「共同体のあり方」についての哲学的分析を考察する。シェーラーによれば、病気、貧困、死別などによる苦悩は、意志的活動によっては克服できないほど深い層における体験である。こうした苦悩を表面的に蓋をしたり否定する試みは、苦悩をさらに圧縮させ逆効果であると言う。悲嘆者が苦悩の感情を吐露すること、そして周囲の者がそれを受容することが求められる。悲嘆者は感情を吐露することで、心の緊張状態が解け、苦悩の意味を認知することができる。すなわち、地上の財を徐々に失っていく最中、自分が庇護され守られている感触や、新しい力の深い次元を感知することができる。また、悲しみの中で、人々と育まれるべき共同体の意義を痛感する。苦悩によって人間同士の相互依存関係は深められるのである。シュタインは、苦悩を巡り、人間の本性の哲学的分析を出発点とする。シュタインによれば、人間は本性上、他者と存在を分かち合うように仕立てられている。しかし、日常における表層的次元において、私たちは必ずしも共同体の生を自覚しない。シュタインは、その理由として、個人の対象化が生活において支配している点をあげる。すなわち、対象について調査し、その認識に基づいて自分たちの意図する結果を引き出そうとするのである。そうした態度が支配的になると、人間は、他者にどう見られるかという観点から自己を見ることに終始し、自己本来の本質を見失うのである。シュタインはこうした事態から脱するために、とくに人間同士の不信から信頼の態度へと移行することの必要性を説く。不信が前面に出れば互いに警戒し合い用心し合い、心を開き合うことはできない。他者から誤解、軽蔑されることも甘受しなくてはならないからである。しかし、この信頼か不信かの態度決定は共同体形成への出発点に位置するのである。前者を後押しするのが、人間は他者と存在を分かつものであるという人間存在に対するシュタインの哲学的洞察である。

第八章は、自立を強調する「強さの倫理」と依存や脆弱性を強調する「弱さの倫理」を比較検討し、後者から見た前者の問題点を明らかにする。まずアメリカで共同体主義者の一人とされるカラハンによれば、自立を一方的に強調する社会においては、自分でコントロールできなくなることへの恐怖が蔓延すると言う。そこでは依存を恐れる風潮と、他者の負担を拒否する風潮が強まる。そこでカラハンは別の生き方を示唆する。それは、喪失、病気、死を受容する態度である。そうした態度の根底には、人間は壊れやすくもろいものであるという哲学的認識がある。ヌスバウムは、人間が脆弱であることを認め合う市民たちの社会を提唱する。その背景には、社会における特定の人間集団に対する否定的評価、及び冷遇である「スティグマ」の問題がある。単に人格を尊重するという理念を唱えるだけでは、スティグマの蔓延を抑えることはできない。人間の複雑な心理への洞察が求められる。スティグマをもつ原因のひとつに羞恥心がある。自らの欠点の露呈に対する苦痛の感情である。そうした感情を備える存在が、自立的であること、完全であることが何よりも重要であると教え込まれると、脆弱性は恥ずべきものであると考え、正常な集団から外れる者よりは、自分たちの方がましだと意識する社会のメンバーになっていく。こうした環境の中で発生するスティグマは、その対象者の生活を傷つける強大な力をもつ。これに対し、ヌスバウムは、自己の不完全性を受け入れることが人間の成熟の証しであるとし、弱さも欠乏も恥ずべきことではないという感触をもつ者同士の、日々のとりとめのないことを話すコミュニケーションの意義を強調する。シェーラーによれば、近代以降の文明社会において、苦悩に苦しむ人々に寄り添うことを困難にしている要因として、快楽主義と自己責任の理念をあげ、これらが人々の結びつきをますます分断していると言う。シェーラーは、完全性を理想とし精神を緊張させる「緊張の道」と、すべての出来事の根底に対する信頼に根ざす「緊張緩和の道」を対比させ、後者の姿勢を喚起する。前者は、「誇り」、「自己尊敬」、「独立」の意義を標榜し、人間同士の結びつきの糸を切断する。後者は、自らの小ささを自覚し、思い誤った正しさを手放すものである。そうした姿勢をもち続けることで、人々は一歩一歩、人や物事に対する不信や防御の姿勢から、関係性の意味の認知に至ることができる。シュタインは、悲嘆者に寄り添うことを困難にしている要因として、表層的な多種多様な価値を享受しようとの社会の風潮と、怒り、憤慨、憎悪の心的感染、そして、異質な者を排除しようとする排他性を指摘する。シュタインによれば、一見自己の立場を防備しているかに見えるこうした人々自身が、欺瞞、批判欲、憂鬱、恐怖、憎悪、嫉妬、怒りなどの惨めな状態に陥っていると言う。人間は、他者と存在を分かち合うように仕立てられているのに、自らのそうした本性を見失っているのである。シュタインはこうした本性に根ざすところの内的呼びかけに耳を傾ける必要性を強調する。一人ひとりが、そうした内的呼びかけへと意を決して踏み出し、互いに心を開くようになると、人間はさまざまな経験をする。それは、さまざまな風土などの相違がある他者との共通性の経験であり、また相互に相違する個別性の経験である。こうした経験は、人々がこれまで開花されていなかった部分を展開する可能性を帯びている。

第九章は、独居高齢者の置かれている精神的・社会的現状の理解と、課題解決に向けての示唆を得るために、現代社会の共同体形成の阻害を問題視した代表的哲学者、テイラー、ヌスバウム、シュタインによる分析を考察する。テイラーは私たちの文化の道徳的源泉に立ち返ること、ヌスバウムは、人生全体における自己理解と自己受容の必要性を、シュタインは、自由に基づいて心を開くことの重要性を説く。これらの哲学者の見解が果たして実際の独居高齢者の現状に適合するのだろうか。この問いに対する答えを得るために、A市、B市、C市及びD町在住の六五歳以上九〇歳未満の独居高齢者のインタビュー調査での独居高齢者の語りをたどる。配偶者との死別などにおいて一人暮らしを続けていく独居高齢者は、同居家族がいた頃よりも、いっそう人との交流を求める気持ちを強めていくことが多い。その一方で、共同体に入っていくことを望みながらもそこに入っていくことに困難を感じたり、そこから離れていったりする高齢者がいる。共同体よりも個人を優先しようとの社会の風潮が、高齢者の生活にも影響を及ぼしていると言える。独居高齢者へのインタビュー調査においても、対話の大切さ、世代間交流の意義、共同体形成の困難とそれへの希求の気持ちが確かめられた。しかし、さまざまな困難に直面すると、やはり人は共同体から離れていく傾向をもつ。そうした困難な中にあっても、共同体形成への道を模索し続けることは、現代社会の抱える重要な課題のひとつである。

以上で、カント哲学から、生命倫理学の倫理原則、そして終末期医療、生殖補助医療、さらに高齢者医療・福祉の問題にまで、人間観を基軸にまとめることができたと思われる。しかし、哲学も医療も試行錯誤を経て、変化していくものである。時代趨勢とともに新たな課題を抱え、哲学は医療から、医療はまた哲学から問題点を指摘されたり、方向づけを指示されたりと、相互に影響を及ぼし合いながら進展していく。新たな課題を発見しながら、その歩みは続く。

第一部

哲学における人間観

第一章　「幸福」と「道徳」
――一七八〇年代初頭までの「判断力」をめぐるカントの思想形成過程

はじめに

これまでの研究史において、カントの判断力概念には、「全体からの判断能力」という特徴があるということが強調されてきた[1]。そこで本章では、カントが判断力を巡る思想を「全体という視野」に基づいてどのように発展させていったのかを明らかにする。カントは、その思想を次の二つの観点から発展させていった。すなわち、一七七〇年代に、まずは「人生全体」という観点から、一七八〇年代初頭には、さらに「世界全体」という観点からの叙述が展開される、ということである。一方、カントの判断力概念を考えるうえでは、ジャヴィエル・イバネッツ・ノエ（Javier A. Ibáñez-Noé）の指摘通り、「感情と結びつく」という側面と、目的論的思考において「事物の価値を判断する」という側面との、二つの側面に注目するべきだろう[2]。これらを念頭において、本章は、判断力をめぐるカントの思想を、まず、一七七〇年代に、「人生全体」という観点から叙述された、「感情と結びつく」という側面を考察し（一）、次に、全体が目的によって規定されているとする目的論的思考において、「事物の価値判断をする」という側面——これには「怜悧」の側面と「道徳」の側面があるのであるが——を考察する（二）。そして、一七八〇年代初頭の、「幸福」に関するカントの思想がどのような発展を遂げたのかを示し（三）、最後に、そうした思想発展の結果、「世界全体」という観点の下での判断力をめぐる論述において、いかなる主張がなされるに至ったのかを明示する。この「世界全体」という観点における「理性」の目的論的判断は、「統一的理念」、「体系的統一」を追求するものである（四）[3]。

アルフレート・ボイムラー（Alfred Baeumler）によれば、「関係点」とは、真理の追究、礼儀作法、正義の実現、美の感得が有するそれぞれ固有の目的を、全体として相互に結びつけることを可能にするものである[4]。「統一的理念」をもたないならば、個別的判断によっていくら経験を拡張しても、それだけでは諸目的を相互に結びつける「関係点」を欠き、人間の真・善・美の追究は無意味なものに終わると言う[5]。またノルベルト・ヒンスケ（Norbert Hinske）は、カントにおける「体系」概念の思想上の発展を、『純粋理性批判』（初版、一七八一年）出版前後の頃のものと推定できる『ウィーン論理学（*Wiener Logik*）』[6]の中の次の箇所に指摘する。「世界概念による哲学」とは、「人間理性の最終的な究極目的（letzter Endzweck）に関する学」のことである。「究極的には道徳が常に目的である」。「諸目的は互いに従属しあっているがゆえに、高次の諸目的がなければならず、それらの諸目的の間には統一があるのである。……われわれの理性使用の真の価値は、これらの知と最終目的との連関によってのみ規定されうる」（XXIV

798 f.)[7]。『純粋理性批判』の「超越論的方法論」における「純粋理性の建築術」に関する章においても、カントは「体系」概念を、「ひとつの理念の下で行われる多様な認識の統一」として定義し（A 832/ B 860）、「数学者、自然科学者、論理学者たちは……単に理性技術者である」のに対して、哲学は、「世界概念に従って、目的の立場から体系的統一に対して」指示するものとする。そして、「究極目的（Endzweck）」に関する哲学は、道徳哲学でなくてはならないと主張する（A 839 f. / B 867 f.）。以上の『純粋理性批判』の箇所と類似した叙述が、一七八〇年代初頭頃のものと見られる人間学講義録『人間知（*Menschenkunde*）』においてなされている[8]。「哲学は、すべてのものが何のために使用されるべきなのかを示す。したがって、われわれのすべての認識の使用に関する指示は、ただ哲学からのみ由来しうる。……哲学は、いかなる最終目的がこれらすべて〔数学、物理学、論理学〕（〔　〕内、筆者挿入）にあるのかを示すのである」（XXV 1042）。

そこで本章は、判断力を巡りカントの思想が形成されていった過程を、まず、一七七二／一七七三年冬学期以降行われたところの人間学講義に即して検討する。そして一七八〇年代初頭の、体系的統一理念に関するカントの論述には、「全体」という観点から長年にわたり試行錯誤を経て形成されてきたところの、「幸福」と「道徳」に関する、とりわけ「幸福」に関するカント独自の思想が反映しているということを明らかにしたい。

一　「感情と結びつく」という判断力の側面
――「人生全体」という観点から考える

まず注目すべきなのは、一七七二年から一七七三年にかけての冬学期のものと推測される『パロウ人間学（*Anthropologie Parow*）』において、カントが、「感官に従って考量する」ところの「感性的判断力」のみならず、[9]「理性を通して考量する」「理性的判断力」に基づく「感情（sentiment）」[10]を指摘していることである（XXV 397）[11]。この「理性的判断力」に基づく感情の特徴は、「人生を全体として（Leben im Ganzen）」見渡して結果的に「気に入る（gefällt）」[12]かどうかという点にある（XXV 369）。すなわち、将来的にどのような結果に至るのか、幸福な結果に至るのかという点に関して、人生全体を視野に入れて下される判断に伴う感情のことである。こうした文脈で、カントは、たとえば、「たとえ若干の苦痛によって安らぎが妨げられるようなことがあったとしても、人は健康な状態であれば満足する（zufrieden）ことができる。それは人生が全体として気に入るからである」と述べる（ebd.）[13]。またカントは、このような「幸福な気質を獲得するための唯一の手段は、人生におけるすべての偶然物からその重要性を奪うことにある」とも述べる（XXV 370）[14]。そして、人生全体から見て重要であるのは、ただ「よい行い（Wohlverhalten）」だけなのであり、そうした判断に基づいて人生全体に満足する人は次のように考えると言う。すなわち、「私が生涯にわたって誠実に（rechtschaffen）、有徳に生きたとすれば、そして別の世界があるとすれば、私はそこでまた別の地位を授けられるに値するであろう」、と（ebd.）。一方、「快楽は必ずしも幸福には寄与しない」のであって、個々の快楽を満たすことができたとしても、満たされずじまいの他の快楽が必ず残ってしまうと言われる（XXV 371）。このように、カントは一七七〇年代に属する講義録において、人生全体を見渡して、快楽に従うよりも誠実に生きた方がいい結果を生む、と理性的に判断する人には満足の感情が伴うと主張している。それでは、この満足感とはどのような特徴をもつものなのだろうか。この点を明らかにするために、以下、道徳哲学講義における論述を辿ってみたい。

一七七二年から一七七三年にかけての冬学期以降、人間学講義は水曜と土曜日に、道徳哲学講義は月、火、木、金曜日に行われた。したがって、両講義が相互に影響を及ぼし合ったと考えることは、理に適っている。道徳哲学講義録のうち、『コリンズ道徳哲学（*Moralphilosophie Collins*）』はほぼ一七七四年から一七七七年までのいずれかの冬学期のものと見られているが、『ポヴァルスキー実践哲学（*Praktische Philosophie Powalski*）』の方はまだ難題を残しながらも、ほぼ『コリンズ道徳哲学』に近いものと推定されている[15]。

『コリンズ道徳哲学』では、全体的視点から「人生の幸福」に関する論述がなされており、「幸福と思い違えたものに存する誤った仮象」を取り除くことが重要である、と述べられている（XXVII 366 f.）[16]。たとえば、「戸口に立つ乞食の方が王座にある国王よりも幸福である」といったことに思いをめぐらすことの必要性が説かれる（XXVII 367）。また、これまでずっと幸福であって、甘やかされてきたような他者が、徐々に幸福を減らしていく光景を目の当たりにすれば、人は自らの内に「内的満足と晴朗な心」をもち続けることができるであろうとも言われる（XXVII 250 ; vgl. XXVII 367）。そうした心的状態に到達するためには、何よりもまず、「自分からも他者からも一切の非難がなされる心配がない」ことが必要なのだが、人生全体に対する見通しに基づいて有徳に生きれば、人は、自分自身からも他者からも「利口に行為してこなかった」との非難を免れることができると言うのである（XXVII 250 u. 352 f.）。このように、人生全体を見渡して幸福の仮象を徐々に取り除いていくことで有徳に生きる人に伴う満足感には、自分からも他者からも一切の非難を免れられるという特徴があることがわかる。

二　「完全性」概念と関連づけられた判断力概念
――目的論的思考において「事物の価値を判断する」側面

「はじめに」で述べた、目的論的思考において「事物の価値を判断する」という側面に関しては、「理性を通して考量する」「理性的判断力」の概念が重要である（*Anthropologie Parow* XXV 397）。この概念は、バウムガルテンが「完全性」概念に基づいて「判定すること（dijudicare）」を定義したこと――「事物の完全性及び不完全性を知覚することが、すなわち判定することである」――から影響を受けている。(17)「完全性」概念に関連づけるこうした「判定」の取り扱いは、カントが手段・目的連関の下に判断力概念を考察することを可能にした。つまり、手段・目的連関の二つのあり方に即して判断力が問われることになる。『パロウ人間学』において、「理性的判断力」の概念が、二つの「完全性」概念に基づいて区分されている。すなわち、「あるものが他の目的に関して完全であるのか、それとも、それ自体で完全であるのか」という観点から「理性的判断力」が問われている（XXV 403）。前者の手段としての完全性に関する「理性的判断力」は、「間接的に善きこと、あるいは有用性」に、後者の目的としての完全性についての「理性的判断力」は、「直接的に善きこと」に関わる（ebd.）。こうした「理性的判断力」は、「理性使用によって、事物の価値・無価値を区別しうる」能力のことである（XXV 397）[18]。以上の叙述から、「理性的判断力」は、「手段としての完全性」の規則である「怜悧」のみならず、「目的としての完全性」の原理である「道徳」にも関わるものだということがわかる。そこで、判断力を巡って「怜悧」と「道徳」の概念に関してなされたところのカントの思索を、以下に辿ってみたい。

1　「世間的怜悧」としての側面

「手段としての完全性」の規則である怜悧に関しては、とくに「世間的怜悧（Weltklugheit）」に注目したい[19]。一七七〇年代半ば頃のものと推測できる『フリートレンダー人間学（*Anthropologie Friedländer* 3. 3 [Ms. 400]*）』において、「判断力」のある人物に対して、「利口ぶる者（Klügling）」が対置されている。それは、他者の自発的思考能力である悟性がいっそう優れているとは考えずに、いつも自分の悟性が最高であると判断し、ただ自らの悟性を用いて巧みに答弁する人物のことである（XXV 519）[20]。こうした一見卓越しているかに見える人物が、かえって他者からは「憎まれたり……疎まれたり」する（ebd.）。

したがって、そうした態度は、当人にとってもいい結果を生まない。このようにカントは、一七七〇年代半ば頃、自らの態度が他者に及ぼす影響を行使しうる熟練、すなわち「世間的怜悧」という観点から判断力に関する考察を進めていることがわかる。

さらにカントは、そうした世間的怜悧を扱う文脈の中で、他者の立場に立つことの重要性を強調する。「人は社会においていつも自分自身のことを話す強い傾向がある。しかし、怜悧がこうしたことを制限する」のであり、控え目さを要求する（XXV 474 f.; vgl. XXV 545）[21]。したがって、具体的状況に応じた適切な態度をとるためには、「他者の立場で」「感じ、……どのような結果を生むのかを見極め」なくてはならない（XXV 475）。一方、道徳哲学講義『ポヴァルスキー実践哲学』においては、「情動（Affekt）」と結びつくことで斥《しりぞ》けられるべき「名誉欲（Ehrbegierde）」と、徳と結びつきうる「名誉心（Ehrliebe）」とは区別される。「人間には他者からの有利な判断や賛同を求める直接的傾向性がある」のだが、「名誉欲は名誉を獲得しようとする」のに対して、「名誉心は消極的なものであって、名誉を獲得しようとするよりはむしろ、ただ軽蔑（Verachtung）されることを忌み嫌う」ものであるとしている。すなわち、積極的に名誉を得ようとするのではなく、高慢に振舞うことによって結果的に周囲の人々から軽蔑されることを避けるといった世間的怜悧に「名誉心」は基づく（XXVII 221 ff.）[22]。したがって、一七七〇年代半ば頃のカントが、「世間的怜悧」の文脈において、個々の状況で「他者の立場に立つ」ことの意義を強調する背景には、そうすることで人々から軽蔑されるのを免れることができるという意味があったことがわかる[23]。判断力が有する、こうした交際術としての「世間的怜悧」という側面は、後述されるように（三－2を参照）、一七八〇年代初頭のものと推定される人間学講義においてさらに前面に出て論述されることになる。

2 「目的としての完全性」の側面

次に、「目的としての完全性」に関する判断力を検討したい。カントは、『パロウ人間学』において、悟性を「従属的（subordinirt）悟性」と「指導的（dirigirend）悟性」とに分け、前者は「部分から全体へと上昇する」のに対し、後者は、「全体から部分へと向かう」とする（XXV 352）。たとえば、農夫は、与えられた土地で良い収穫をうるための「従属的悟性」能力が問われ、「土地分与者（Arendator）」は、経営全体の見通しを立て、一年の目標収穫高と日々の仕事とが関連するように仕事を配分できる「指導的悟性」能力をもつことが重要であるとされる（ebd.）。「指導的悟性」を欠く象徴的人物としてカントが挙げるのが、一七世紀スウェーデンのクリスティーナ女王である。[24]君主として功績を残す一方、女王はあちこちに遠征したり、宗教をとり替えたり、退位したりと、廷臣たちにとってやっかいであった。すなわち、ある目的につながるとわかるような形で、個々の状況に関して適切な判断を下すことができなかった。つまり、クリスティーナ女王のように「従属的悟性」だけをもつとするならば、「与えられた手段を遂行することに関しては長けているのであるが、……正しい目的を企てることができない」（XXV 353 f.）。[25]

クレーメンス・シュヴァイガー（Clemens Schwaiger）によれば、『パロウ人間学』の一七七〇年代初頭頃の時期には、まだ悟性、判断力、理性の三分が明確にはなされておらず、『フリートレンダー人間学』の一七七〇年代半ば頃の時期に、「従属的悟性」と「指導的悟性」の区別が、「悟性」と「判断力」の区別によって入れ替わったと言う。[26] そして『フリートレンダー人間学』において、前者は計画を「遂行すること(Ausführung)」に関わり、後者は計画を「立てること(Entwerfung)」に関わると述べられている(XXV 551)。さらに、後者の完全性は「実用的(pragmatisch)完全性」であり、それは、「すべての熟練を使用する判断力」に依拠し、また「全体」に関する探究を本質とする、と言われる(XXV 469 f.)。以上から、一七七〇年代半ば頃までの人間学講義録によれば、悟性が使用される目的の判定という役割を担う判断力は、「全体」の探求を特徴とするということがわかる。

この全体的視野の下、『パロウ人間学』において、「理性的判断力」はまた、目的としての完全性である「道徳」に基づいて事物の価値判断をする能力でもあるとして、「徳は、内的価値を有する、つまり直接的に善きことである」と言われている(*Anthropologie Parow* XXV 403)。しかし、当該講義録においては、人生全体を視野に入れた次のような論述が前面に出て展開される。すなわち、「有徳である方が悪徳であるよりも全体として見れば……有用である」、と。それはつまり、長生きするとすれば、悪党がみじめな死に方をしたり、有徳な人が名誉を受けたりする光景を見ることができるだろうし、また、人生が短かったとしても、正しい人はそもそも有徳な人が報われて、悪徳漢が陥落することなどを望んでいないからである(ebd.)。こうした叙述は、怜悧に関する考察を、「人生全体」にまで拡げてなしたものだと言えよう。[27] 以上から、カントは一七七〇年代に属する講義録においては、長い目で見れば悪徳であるよりも有徳である方が快が苦を上回る結果に人生は終わる、という主張を前面に出して論述していたことがわかる。すなわち、「幸福の概念」[28]のための手段の洞察である怜悧の観点の下に人生全体を考察するならば、有徳である方が結果的に有用であるとの理性的判断が下されるとカントは主張するのである。

三　一七八〇年代初頭頃における判断力をめぐる思想発展

1　「幸福」をめぐる思想の発展

カントはその後も、人生全体に関して「幸福」と「道徳」をめぐる論述を続ける。そしてカントは、一七八〇年代初頭頃の時期に「幸福」に関する独自の思想に基づいて、「幸福」に対する「道徳」優位の思想を確立するのである。講義録『人間知』において、「幸福は一種の理想であり、もし幸福が……われわれのすべての傾向性の完全な満足を意味するとするならば、……われわれはいかなる幸福の概念も作り出すことはできない」と述べられる（XXV 1081）[29]。こうした主張には、一七七〇年代と比べて、明らかに「幸福の概念」に関するカントの思想上の発展が認められる。シュヴァイガーの指摘（三―2を参照）通り、ここには「世間的怜悧」についてのカント独自の洞察が示されていると言えよう。また、カントは「誠実以外には人生において重要なものは何も残らない」と主張している（XXV 1083）。ここに筆者は、人生全体の視野の下での、「幸福」に対するカントのさらなる洞察が示されていると考える。そこには、「快楽」と「苦痛」に関するカント独自の人間学的洞察が示されているのだと思う。すなわち、カントは、一七八〇年代初頭頃のこの時期、「快楽」が「苦痛」を上回ることは人生全体においてはありえないと考えるのである。「われわれの人生は……きわめて長く続く苦痛と、苦痛と結びついた快楽」で満たされている。「快楽における人生は短く、……苦痛における人生は長い」、「これ〔苦痛〕が正しい人生感情」である（XXV 1073 f.）。こうした人間学的洞察の下、カントは、独自の「幸福の概念」を導き出す。すなわち、「幸福」とは「苦痛からの解放」である、と（XXV 1075 ; vgl. XXV 1070 u. 1080）。「快楽」は、「〔苦痛の〕突然の終結のうちにのみある」（XXV 1073 ; vgl. XXV 1070）。したがって、何かを「喜びをもって引き受けることは子供じみたことである」。人は「ただ苦痛を出発点とすることだけができる」（XXV 1070 u. 1083）[30]。「人が人生を享受したとしても、また、可能な限り良い健康状態で享受したとしても、すべては労力に値しないように見える」。われわれは苦労を重ねる人生を送っても、「終りにわれわれの身に何が迫っているのかを知らない」（XXV 1075 u. 1079）。カントはこのような人間学的洞察からいったい何を読みとろうとするのだろうか。すなわち、われわれは「活動的存在」に創られている、と。こうした人生のあり方に「摂理」が認められるのだと言う。すなわち、われわれは「活動的存在」に創られている、と。むしろ、「苦痛」があるからこそ、われわれはその状態を脱して、「新たな状態を求めるように」駆り立てられる（XXV 1074 f.; vgl. XXV 1071）。そして、苦痛から解放されたとき瞬間的に、人生で「幸福」と言える状態を感受することができる（XXV 1070 u. 1075）。一方、こうした「幸福」概念に基づくとするならば、「幸せと苦痛」が交替していくことになり、「不断の幸福」概念をわれわれは形成することはできないことになる（XXV 1075）。それゆえカントは、もはや人生全体の総和として快が苦を上回るという「幸福の概念」を論じることはない。それはすなわち、一七七〇年代に見られた、人生を全体として見渡せば有徳に生きた方がいい結果を生む、といった有用性に基づく判断が退くことを意味する。そして、人生全体に関しては「よい行いの原則」としての「誠実」だけが「恒常的価値」をなす、という主張が前面に出て主張されるようになるのである。こうした価値は「われわれの人格そのものに帰属するもの」であり、「われわれ自身の本性の内にある」ものとされる（XXV 1083）[32]。

このような人生全体を見渡して下される、人格価値に一致するところの判断には「満足」感が伴うのであるが、こうした満足感は、前述のような「人からの非難や軽蔑を免れる」ことにではなく（第一節及び二―1を参照）、「人間が自ら自らに与える賛同」に基づくものである（XXV 1082）。以上の人生全体をめぐる「幸福」についての人間学的洞察が、体系的統一理念に関するカントのどのような主張に導くことになるかは、第四節において論述する。

2 「世間的怜悧」に基づく判断力

一方カントは、一七七〇年代半ば頃の人間学講義において端緒が示されていた「世間的怜悧」の考え方を（前述二―1を参照）、講義録『人間知』において前面に出して論ずる。まず『人間知』において、「判断力」と「怜悧」の結びつきに関して次のように述べられる。「判断力には怜悧が、すなわち、自らの熟練の上手な使用法が必要とされる」、と（XXV 1037）[33]。そしてカントは、「学校における理論」は「熟練」を育成するのだが、「熟練」を使用する際の実践のためには怜悧が必要なのであり、そうした「怜悧は人間に向かう」ものだと主張する。たとえば、時計職人は、完全な時計を製作することができれば「熟練している」と言うことができようが、「利口」と言えるためには、「うまく人に売りつける（an den Mann bringen）」ことや、「流行に従って製作する」ことができなくてはならない（XXV 855; vgl. XXV 1037）。すなわち、われわれの「意図に従って他者を操縦し」、「他者への影響力」をもつような「人間知」が、怜悧には求められるのである（XXV 855）[34]。あらゆる機会に自分自身のことを話すきっかけを見出そうとする「交際におけるエゴイスト（Egoist im Umgang）」は、かえって人から忌み嫌われ、自分の思い通りに他者を誘導することができない（XXV 859）[35]。シュヴァイガーによれば、他者と交わる交際術に関する一七八〇年代初頭頃におけるこの洞察が、カントの「幸福」概念に対して重大な影響を及ぼしたと言う。つまり、人間が個人的にいくら利口に振舞っても、それだけでは幸福になるのには十分ではない。他者と賢く交際する能力が必要とされるのである。しかし、そのことによって個人の幸福は他者の計り知れない目論見に左右されことになり、「幸福」概念はその真正性を失うことになる[36]。こうしたシュヴァイガーの見解に基づくとするならば、一七八〇年代初頭頃の人間学講義における「他者への影響力」を前面に出す考察が、「世間的怜悧」の規則にひとつの変化を与えたと言えよう。すなわち、他者にいかなる影響を及ぼし、どのような成果が得られるかどうかは経験的なものであるから、もはや、「世間的怜悧」のための恒常的に妥当する原則は見出せないことになり、それに依拠する幸福概念はもはや成立しえない、ということである。

四　「道徳」に基づく全体に関する判断
――「世界全体」を視野に入れるという行為規則の強調

カントは、『人間知』の一七八〇年代初頭の頃、全体をめぐる考察において、「手段に関して」理性を用いるような「判断力」の段階と、「最終目的」を判断するために「理性」が使用される段階とを明確に区別する。前者においては、「他者の意図を斥けたり、自分自身の意図を貫徹したりするため」の「手段」が問題となるのであるが、そうした判断力は、後者の「世界全体（ganze Welt）」の「最終目的」を考察する際には勘定に入らないとされる（XXV 1040 u. 1042 f.）[37]。後者の「最終目的」に関する考察は、「高次の原則」、「最上の原則」に基づいて理性が判断するような「知恵」の段階を示すものでなくてはならない（XXV 1037, 1040 u. 1042）。このように、八〇年代初頭頃のこの時期に、カントは全体に関する考察を個人の人生全体から、「世界全体」にまで拡げることによって、他者を思い通りに動かすための「怜悧」に関する「判断力」の段階と、「理性」に基づいて「最終目的」を判断する段階とを明確に区別していることがわかる。後者の「知恵」に基づく判断は、「全体から部分へ」進行する「理性」の洞察に基づいて、「世界全体」を視野に入れるような「拡張」した判断である（XXV 1040 f.）。また、こうした判断には、自らの考えに「頑強に固執する」ところの「狭い（bornirt）、偏狭な」判断が対立する（XXV 1039 f.）[38]。

以上のように、カントは「世界全体」を顧慮して「概念を拡張」（XXV 1040）する「知恵」の段階を強調するに至った。その洞察とは、どのようなものだったのだろうか。カントは、バウムガルテンにおける「完全性」概念による「判断力」の定義を基に、自らの思想を発展させていった（第二節を参照）。この「完全性」とは、「多様なものの統一への一致」のことである。カントにとってこの統一は、あくまで「概念」の統一でなくてはならない。[39]しかしカントは、恒常的に妥当するような客観的な「幸福の概念」を斥けた（三－1を参照）。つまり、この洞察によって、人生全体の価値を「幸福の概念」の統一の下に従属させることは不可能になった。そこで一七八〇年代初頭頃のカントは、人間の「本性の内なる」目的、すなわち道徳性の主体である「人格」という実践的概念に、人生の価値全体をそれに従属させることができるような統一概念を求めた。このような人生全体の「幸福」に関する洞察が、「世界全体」を視野に入れる判断に関する論述において幸福の概念が退き、道徳性の主体としての人間性が前面に出て論じられていく背景にあったと考えられる。『純粋理性批判』の「超越論的方法論」の「われわれの理性の純粋使用の最終目的」の節では、理性は「体系的全体においてはじめて落ち着きを見出す」とされ、理性が「最終的に到着する」「自然の究極的意図」は、「幸福」ではなく、「道徳的なもののみをめざす」と述べられる（A 797-801/ B 825-829）。こうした『純粋理性批判』の叙述は、判断力を巡り、「幸福」と「道徳」の概念に関して長年なされてきた人間学的洞察と、けっして無縁ではないであろう。

さらにまた、以上のように「世界全体」の究極目的を視野に入れることは、自らの宗教、政治、法律等に関する個々の判断においても、普遍的立場に立って自らの見解を「拡張していくきっかけ」を与える（*Menschenkunde* XXV 1040）。それはつまり、理念的全体の視点がもてると、個別的判断においても、人々は、いっそう高次の統一を求めて、自らの判断を拡張していかなければならないと認識できるからである。理念的全体の視点がなければ、他者の立場を顧慮して自らの認識を拡張していくことは困難であると言えよう[40]。

おわりに

以上、『純粋理性批判』出版期頃に叙述されている全体的体系的統一の理念には、とりわけ「幸福」に関するカントの人間学的洞察の一端が示されている、ということを跡づけてきた。そこには、「人生全体」の観点から判断力をめぐる思索を展開してきた。カントは、長年にわたり「全体」という観点から判断力をめぐる思索を展開してきた。そこには、「人生全体」の観点から「感情」と結びつく側面と、目的論的に価値判断をするという側面についての思索があった。そして一七八〇年代初頭頃に、前者の観点の下、人生の総和として快が苦を上回るという「幸福」の概念は後退していったのである。そして、体系的統一理念を「世界全体」にまで拡げて追求する理性が判断する「最終目的」に関して、「幸福」ではなく「道徳」を前面に出して叙述する背景に、そのような洞察があったのだと思う。こうした高次の体系的統一の下、幸福の追求、とりわけ世間的怜悧も相応の地位が割り当てられることになったのだろう[41]。

「世界全体」を目的論的に考察する中で、判断力をめぐる叙述は、思想発展を経て、「究極目的」に関する目的論的「反省的判断力」概念の形成につながっていく。(42) その際とりわけ、体系的結合の問題を、改めて「目的の国」（IV 438）という共同体の観点から論じる『人倫の形而上学の基礎づけ』出版期頃以降の思想発展をたどる必要があろう。(43)

注

（1） Vgl.［参照］Baeumler 1923, S.［ページ］284; Schwaiger 1999, S. 115.

（2） Ibáñez-Noé 2005, S. 128, 132, 137.

（3） こうした判断力をめぐる思想発展の考察を通して、カントが長年にわたり、「幸福」と「道徳」の問題を相互に切り離さずに、「全体」という観点から論じていることを併せて示すことができればと思う。

（4） Vgl. Ibáñez-Noé 2005, S. 139. S. a.［ここも見よ］*Kritik der Urteilskraft*［= *KU*］§ 40, V 293.

（5） Baeumler 1923, S. 284, 288.

（6） 『ウィーン論理学』講義の年代設定に関しては、以下の文献を参照。Vgl. Norbert Hinske, Einleitung zu: *Kant-Index*, Bd. 5: *Stellenindex und Konkordanz zur "Wiener Logik"*（= *Forschungen und Materialien zur deutschen Aufklärung*, Abt. 3, Bd. 9）, Teilbd. 1, Stuttgart-Bad Cannstatt 1999, bes. S. XVI-XIX; Shuku Funaki, *Kants Unterscheidung zwischen Scheinbarkeit und Wahrscheinlichkeit. Ihre historischen Vorlagen und ihre allmähliche Entwicklung*, Peter Lang: Frankfurt am Main/Berlin/Bern/Bruxelles/New York/Oxford/Wien, 2002, bes. S. 242-253.

（7） Vgl. Hinske 1998, S. 115. ノルベルト・ヒンスケ『批判哲学への途上で――カントの思考の諸道程――』有福孝岳・石川文康・平田俊博編訳、晃洋書房、一九九六年、一三八頁。

（8） 人間学講義及び道徳哲学講義の年代設定に関しては、以下の文献が基礎になっている。Schwaiger 1999, bes. [とくに] S. 105 ff., 110, 112, 124, 150 f., 157.

（9） カントの人間学講義録は、ヴォルフ学派の経験的心理学、とくにアレクサンダー・ゴットリープ・バウムガルテン（Alexander Gottlieb Baumgarten）に依拠するものと、これまでの研究で指摘されてきている。Vgl. Baeumler 1923, bes. S. 262; Schwaiger 1999, bes. S. 102. バウムガルテンによる「趣味 Geschmack（gustus）」概念の取り扱いはとりわけ注目すべきであろう。バウムガルテンによれば「趣味」とは、「感性的判断力」のことであるとされる。Vgl. Alexander Gottlieb Baumgarten, *Metaphysica*, Halle ^{4}1757（^{1}1739）, § 607, S. 220 [wiederabgedruckt in: *Kant's Gesammelte Schriften*, Akad. -Ausg. Bd. XV 30]: "Iudicium sensitivum est gustus significatu latiori [···]". *Refl. 1935*：「趣味とは感性的、主観的（美感的）判断力のことである」（XVI 161）。イバネッツ・ノエによれば、「趣味」は感覚にも悟性にも帰せられる能力ではなく、「独自の能力」とされる。すなわち、「趣味」としての「判断力」は、「容易性、迅速性、直接性」といった「感覚的」側面を含みながらも、「熟慮（Überlegung）」としての「反省」に基づく判断という要素を含むのである。Ibáñez-Noé 2005, S. 132. S. a. Baeumler 1923, S. 261, 269.

（10） イバネッツ・ノエによれば、「感情（Gefühl）」と不完全ながらも翻訳しうる元来仏語の当該概念は、「われわれの表象力に現在するものの直接的意識」を意味すると言う。Ibáñez-Noé 2005, S. 131. S. a. Baeumler 1923, S. 85.

（11） 『パロウ人間学』において、「美的なものに関する趣味（gustus）」と対比され、「健全な理性」に基づく感情としての、「善いものに関する感情」が指摘されている（XXV 403）。

（12） *Refl. 550*：「ある対象の単なる表象に対する快が適意（Wohlgefallen）である」（XV 239）。Vgl. XV 726, *Refl. 1488*. 美的なものに対する快における構想力の働きに関しては、以下の文献を参照。ハンナ・アーレント『カント政治哲学の講義』ロナルド・ベイナー編、浜田義文監訳、法政大学出版局、一九八七年、とくに一〇一頁。

（13） S. a. XV 252, *Refl. 586*.

（14） ここでカントはエピクロスの「晴朗な心（fröhliches Herz）」を引き合いに出している（XXV 370）。それゆえ、カントはエピクロスの原理をも基にして人生全体の価値判断に関する自らの思索を展開していることがわかる。カントによれば、エピクロスは「幸福」を最高善であるとし、「われわれの幸福を促進すべきである」という「怜悧の原理」を最上原理としたと言う（*Moralphilosophie Collins* XXVII 250, 276）。S. a. *Anthropologie Friedländer 3. 3 [Ms. 400]* XXV 559 f.; XV 254 f., *Refl. 590*; XV 734, *Refl. 1489*. カントの一七六〇年代、一七七〇年代におけるエピクロスの教説との取り組みに関しては、以下の文献を参照。Vgl. Klaus Düsing, Das Problem des höchsten Gutes in Kants praktischer Philosophie, in: *Kant-Studien* 62,

1971, S. 5-42; Maximilian Forschner, Moralität und Glückseligkeit in Kants Reflexionen, in: *Zeitschrift für philosophische Forschung* 42, 1988, S. 351-370.

(15) シュヴァイガーによれば、『コリンズ道徳哲学』には『ポヴァルスキー実践哲学』よりも若干の思想上の進展が見られると言う。たとえば、前者においては、カントのいわゆる命法の三分法の記述がある。しかし、明らかに『ポヴァルスキー実践哲学』は『人倫の形而上学の基礎づけ』に比べるなら思想上まだ未熟である。そこで、シュヴァイガーは、『ポヴァルスキー実践哲学』を『コリンズ道徳哲学』の方に近い時期の講義であると推測する。Vgl. Schwaiger 1999, S. 150 f.

(16) こうした思い違いに基づく認識の誤謬が仮象である。すなわち、真理に見えて誤謬であるもののことを言う。以上、カント事典 1997, 一九一頁参照。カントが『純粋理性批判』が出版されるまでの時期においては、まだ、仮象を取り除いていけば真の幸福概念に至りうるものと考えていたのではないかということに関しては、以下の文献を参照。Vgl. Schwaiger 1999, S. 185, 及び船木祝「クレーメンス・シュヴァイガー著『定言命法とその他の命法——一七八五年に至るまでのカント実践哲学の発展』」、御子柴善之、桧垣良成編『現代カント研究10　理性への問い』晃洋書房所収、二〇〇七年、一九四頁。

(17) Baumgarten, *Metaphysica*, a. a. O., § 606, S. 219 [wiederabgedruckt in: *Kant's Gesammelte Schriften*, Akad. -Ausg. Bd. XV 29]: "Perfectionem imperfectionemque rerum percipio, i. e. diiudico". Vgl. Ibáñez-Noé 2005, S. 129.

(18) バウムガルテンにおける「判定」概念には、事物の価値判断という意味が含まれていることに関しては、以下の文献を参照。Vgl. Ibáñez-Noé 2005, S. 128 f., 132. また、カントにおける「判断力」が、バウムガルテンやゲオルク・フリードリッヒ・マイヤー（Georg Friedrich Meier）とは異なり、単なる価値判断能力ではなく、「全体から判断する能力」を意味するということに関しては、以下の文献を参照。Vgl. Baeumler 1923, S. 284. カントはまた、バウムガルテンによる「機知 Witz（ingenium）」と「鋭敏 Scharfsinnigkeit（acumen）」の区別を手掛かりにして、後者の「事柄の相違を認識する能力」の方を「判断力」であると定義した（*Anthropologie Parow* XXV 341）。また、この「相違を認識する能力」としての「判断力」に対して、事例に即した「規則適用能力」というカント独自の解釈が付け加わった（*Anthropologie Friedländer 3. 3 [Ms. 400]* XXV 537 f.）。事例に即して規則を適用するこうした能力を欠く人物像はまた、「愚鈍な者（Dummkopf）」、あるいは「杓子定規な人物（Pedant）」として描写される（ebd.［同書］XXV 539; vgl. XXV 469, 520）。以上の叙述に関しては、以下の文献を参照。Vgl. Schwaiger 1999, S. 116 ff. S. a. *Kritik der reinen Vernunft* [= *KrV*], A 134/ B 172 Anm.; *Anthropologie Busolt* XXV 1461; *Anthropologie in pragmatischer Hinsicht* § 44, VII 201; XV 713, *Refl. 1486*.

（19）ボイムラーによれば、『判断力批判』の成立を適切に評価するためには、「社交性（Geselligkeit）」における趣味の問題はきわめて重要なものであると言う。すなわち、カントにとっては、「社交性」における「趣味体験」が、「美学全般」に、したがって、「芸術」のためにも意味をもったのだと言う。Baeumler 1923, S. 259. S. a. *KU* § 60, V 355; *Logik Blomberg* XXIV 45; *Logik Pölitz* XXIV 518; *Menschenkunde* XXV 1060; XVI 138, *Refl. 1856*. なお、『人倫の形而上学の基礎づけ』（一七八五年）における、「私的怜悧（Privatklugheit）」

（「自分自身の持続的利益のために彼の意図すべてを合一する洞察」）と、「世間的怜悧（Weltklugheit）」（「他者への影響力をもつべき人間の熟練」）との区別（IV 416 Anm.）に関しては、以下の文献を参照。Vgl. Schwaiger 1999, S. 125, 及び前掲拙稿「クレーメンス・シュヴァイガー著『定言命法とその他の命法』」、一九二頁。

（20）S. a. *Menschenkunde* XXV 964; XV 204, *Refl. 483*; XV 221, *Refl. 510*. 直観に基づく感性に対し、悟性は概念による認識能力のことを言う。以上、カント事典 1997, 一八〇－一八一頁参照。

（21）*Refl. 493* :「阿呆は、他者へのもくろみに関して倒錯している。控え目さの正反対である」（XV 214）。

（22）『実用的見地における人間学（*Anthropologie in pragmatischer Hinsicht*）』（一七九八年）第四九節の趣味判断を扱う文脈において、「高慢（Hochmut）は阿呆（Narrheit）である」とされ、高慢な人物と、実践的判断力のある「思慮深い（gescheit）」人物とが対置されている（VII 210 f.）。S. a. *Anthropologie Mrongovius* XXV 1271; *Anthropologie Busolt* XXV 1459, 1488.

（23）『コリンズ道徳哲学』にも次のようにある。「幸・不幸……の最大の原因は、他者との関係のうちにある」（XXVII 366 f.）。「人間の行為は……他者の目にも良いものと映らなくてはならない」（XXVII 411）。一方、「肩書きや服装などにおいて名誉を求める」「虚栄心（Eitelkeit）」は、かえってその目的を逸すると言われる。つまり、もしそのような「名誉欲」に気づくとするならば、人々はかれらの好意的な判断を直ちに引き下げるであろう（XXVII 409）。

（24）スウェーデンのクリスティーナ女王（Christina von Schweden, 一六二六－一六八九）は、グスタフ・アドルフ王（Gustav Adolf, 一五九四－一六三二）の一人娘。その強引なストックホルムへの招聘が、デカルトの死を招いたと言う。勝気で、斑気であった。以上、『カント全集15』岩波書店、二〇〇三年、四五三頁、第一部第一編訳注（140）参照。

（25）S. a. *Anthropologie Collins* XXV 149 f.; *Anthropologie Mrongovius* XXV 1333. シュヴァイガーによれば、「従属的」悟性使用と、「指導的」悟性使用との区別は、カントが講義の底本として用いたところのバウムガルテンやマイヤーの教本には見られないと言う。Vgl. Schwaiger 1999, S. 115, Anm. 354. また、『パロウ人間学』において、「従属的」と「指導的」との区別と同じ文脈で、悟性の「技術的な（technisch）」使用と「建築術的な（architectonisch）」使用とが区別されている（XXV 354 f.）。S. a. *KrV* A 333/ B 861; *KU* § 68, V 381; *Anthropologie Friedländer* 3. 3 *[Ms. 400]* XXV 551.

（26）Schwaiger 1999, S. 115 ff.

（27）*Refl. 610*:「わたしの快苦の総和を全体において総括し、人生をその評価に従って望ましい……と見なすことによって、……わたしは自らを幸福……と見なすのである」（XV 261）。

（28）XV 261, *Refl. 610*.

（29）S. a. *KU* § 4, V 208 f.; *Anthropologie in pragmatischer Hinsicht* § 66, VII 239; XV 262 f., *Refl. 612*.

（30）S. a. XV 720, *Refl. 1487*.

（31）一七八四年から一七八五年までの冬学期のものと表題にある『ムロンゴヴィウス人間学（*Anthropologie Mrongovius*）』において、「将来の大きな快楽を予見して」動かされる段階と、「苦痛を活動の拍車」にする段階とが、明確に区別されている（XXV 1317）。S. a. *Anthropologie Busolt* XXV 1500 f.; *Anthropologie in pragmatischer Hinsicht* §§ 60, 61, VII 231, 235.

（32）S. a. *KU* §§ 3, 4, 7, V 205-209, 213; *Anthropologie Mrongovius* XXV 1319, 1332; XV 839, *Refl. 1513.*

（33）Vgl. XV 800, *Refl. 1502a.*

（34）S. a. *Anthropologie Busolt* XXV 1481; XV 820, *Refl. 1508.*

（35）シュヴァイガーによれば、カントにおける「論理的、形而上学的、道徳的」「エゴイスト」の概念の由来は、たとえば、マイヤーのようなヴォルフ学派の思想家に遡ることができるであろうが、「交際におけるエゴイスト」という概念はおそらくカント独自のものであると言う。Schwaiger 1999, S. 125, Anm. 402.

（36）Vgl. Schwaiger 1999, S. 119, 124, 126, 184, 及び前掲拙稿「クレーメンス・シュヴァイガー著『定言命法とその他の命法』」、一九二―一九四頁参照。

（37）「世界概念による哲学」とは、「究極目的に関する学」のことであり、それが諸目的の体系を成立させるということに関しては、以下の文献を参照。Vgl. Hinske 1998, S. 115. 邦訳、一三八頁。

（38）S. a. *KU* § 40, V 294 f.; *Anthropologie Mrongovius* XXV 1298; *Anthropologie Busolt* XXV 1481 f.; *Anthropologie in pragmatischer Hinsicht* § 43, VII 200 f.

（39）Ibáñez-Noé 2005, S. 129, 138.

（40）『純粋理性批判』出版とほぼ同時期のものと見られる『ペーリッツ論理学（*Logik Pölitz*）』において、カントは、理論的には正しい一般命題を具体的に使用する場面で、認識の不確実性を意識して「判断を差し控える」ことが困難であることを指摘している。そして、「判断を差し控える」ことができるのは「訓練された判断力」だけなのであって、そのためには、「全体の概観」が必要であることを強調する（XXIV 546)。『ペーリッツ論理学』講義の年代設定に関しては、以下の文献を参照。Vgl. Norbert Hinske, Einleitung zu: *Kant-Index*, Bd. 6: *Stellenindex und Konkordanz zur "Logik Pölitz"*, Teilbd. 1, Stuttgart-Bad Cannstatt 1995（= *Forschungen und Materialien zur deutschen Aufklärung*, Abt. 3, Bd. 10), XL-LV.

（41）一方、『純粋理性批判』出版頃の時期、「いかなる人間も幸福を断念することはできない」という洞察に基づき、道徳法則の遵守のためには別の世界への希望が必要であるとカントが考えていたことに関しては、以下の拙稿を参照。船木祝「「信仰」と「道徳」―カント『ウィーン論理学講義』における「賭け」に関する記述の問題射程」、学習院大学哲学会『哲学会誌』第三〇号、二〇〇六年。

（42）Vgl. *KU* bes. §§ 84, 86, V 435 f., 442.

（43）一方、『純粋理性批判』においては、人間学講義で見られたような、快・不快の感情をめぐる論述は展開されていない。それはつまり、われわれの判断における「快・不快」に関する要素は、「純粋認識」のみを取り扱う超越論的哲学には属さないからなのであり、またそうした要素を論じることによって超越論的哲学の体系的統一を損なわないためであった（A 801/ B 829）。道徳的感情の問題を改めて論じることになる『実践理性批判』（一七八八年）における、「人間の存在に対する適意を示す」、「人格にのみ向かう尊敬」の感情（V 76, 117）の概念を経て、『判断力批判』（一七九〇年）における、「純粋な」「叡知的適意」（*KU* §§ 29, 59, V 271, 353）の概念に至るまでの思想を跡づけるためには、一七八〇年代半ば頃以降のカントのさらなる思想発展に関する別個の研究を要するであろう。S. a. *Anthropologie Mrongovius* XXV 1333; *Anthropologie Busolt* XXV 1513. さらには、ボイムラーが指摘するように、快・不快の感情に関わる、感性に従うところの個別的経験的判断と、それに依存しないアプリオリな原理とを関係づけるということが、『判断力批判』執筆の主要目的のひとつとなっていく。Vgl. Baeumler 1923, S. 286, 303 f.

第二章「人格の内なる人間性」についてのカントの思想形成

――「個人」の道徳から「社会」の道徳へ

はじめに

『人倫の形而上学の基礎づけ（*Grundlegung zur Metaphysik der Sitten*）』（一七八五年）においてカントは、「汝の人格の内なる人間性（Menschheit）を、そしてまた他のあらゆる人格の内なる人間性を常に同時に目的として扱い、決して単なる手段として扱わないように行為せよ」（IV 429）という、無条件的命令である道徳法則をいくつか完成化したもののうち、いわゆる定言命法の第二方式を提示する。そして、「手段」としての「物件」に対して、個々の「人格」は「目的自体として存在する」と言う（IV 428 f.）。すなわち、個々の「人格」が「目的自体」として用いられなくてはならないのは、その内にある「人間性」のためであると言うのだ。カントはまた、「道徳性と、道徳的でありうる限りでの人間性が、唯一尊厳をもちうるものである」（IV 435）とも述べ、「約束における忠実さ、原則に基づく好意」は「内的価値、すなわち尊厳」をもちうるのに対して、「熟練、勤勉……、機知、生き生きとした想像力、諧謔」などは「価格」をもちうるにすぎないとする（ebd.）。そして前者の価値は、「そこから生じる結果や、それがもたらす利益や効用にあるのではなく、心術〔行為を決定する心のもち方〕……の内にある」とされる（ebd.）。したがって、「目的自体」である「人格」についてのカントの思想を支えているものは、「道徳的でありうる限りでの人間性」であると言える。

カントは、「道徳性」が「人間性」を「目的自体」たらしめる根拠でなくてはならないというこの思想に、試行錯誤を経て到達したのであって、それを自明のものとして表明しているわけではない。カントが「人間性」概念を扱ったのは、とくに、一七七二／七三年の冬学期から一七九五／九六年の冬学期まで担当した人間学講義においてである。つまり、カントの「人間性」についての思想は、人間学、もしくは経験的心理学における洞察に裏づけられたものなのである。

カントの思想の転換が見られる、一七八〇年以降の『人間知（*Menschenkunde*）』と題された人間学講義においては、「開化［文化］（Cultur）は元来ただ人格にだけ関わり、文明化（Civilisirung）は社会に、そして道徳化（Moralisirung）は最善なる普遍的世界に関わる」と述べられている（XXV 1198）。この言葉から、カントは人間を、まずは個々の「人格」存在として、次に「社会」内存在として、そして最後に「世界」に向かう存在者として考えていることが窺《うかが》われる。したがって、カントは「人間存在」を、三つの要素の統合と考えていることがわかる。カントはこの三つの位相における人間存在のあり方を、それぞれ単独に考察したのではなく、諸要素間の関連性の中で明らかにしようとしたのである。それゆえ、「人間性」の本質的目的である「道徳性」に関しても、「人間存在」を成り立たせる他の諸側面との関係性の中でその思索を深めていったのである。

カントの思想は、その公刊著作物だけではなく、講義録から研究されなくてはならないことは、これまでカント研究者のあいだで強調されてきた。とくに、一七七一年から一七八〇年までのいわゆる「沈黙の一〇年」の思想研究は、カントの思想発展の理解のために重要である。[1] ヒンスケによれば、こうした分析が、カントとドイツ啓蒙思想家との関係と「『純粋理性批判』の内在的生成発展」の理解をうるためには不可欠である。[2] しかし、講義録研究には、筆記をした若い学生たちの「理解力の問題」、また「年代設定の問題」などのために多くの課題を残している。[3] これらの問題に対しては、一九八六年以降、ヒンスケにより公刊されている『ドイツ啓蒙の研究と資料（*Forschungen und Materialien zu deutschen Aufklärung*）』のおかげで、カント研究者は論理学講義と道徳哲学講義に関して参考資料を手にすることができるようになった。しかし、アカデミー版第二五巻の人間学講義録におけるカントの思想発展に関する研究は、まだ端緒についたばかりである。[4]

本章は、人間学講義及び道徳哲学講義における「人間性」についてのカントの思想発展をたどり、長年にわたる思想形成の中で、「人間存在」を成立させる諸要素間の関係づけに、カントがいかに取り組んできたのかを明らかにする。

一　一七七〇年代の人間学講義における「人間性」の概念
——「人間性の目的」とは何か

一七七二年から七三年にかけての冬学期のものと推測される『パロウ人間学（*Anthropologie Parow*）』では、まだ「人間性」全体の性格づけの叙述はなく、個々の「人間（Mensch）」の性格づけという観点から考察がなされている。その際注目すべきことは、カントは個々人の性格を、その人の有する「目的」から特徴づけようとしていることである。「それゆえ人間の性格を規定しうるためには、彼の本性の中にあてがわれている目的を知らなくてはならない」（XXV 438）。しかし、たとえば「名誉」とか「慈善を施すこと」といった、個々人の諸目的を挙げることによって、人間の「性格を定めることは困難である」と言われる（ebd.）。そこでカントによれば、「人間の性格」を定めるためには、人の有する「主要目的（Hauptzwecke）」を見出し、そして、結局のところ何を求めているのかという「究極目的」（ebd.）まで突き止めなくてはならないことになる。以上のような、「目的」という観点から「人間の性格」を特徴づける試みは、時を追うごとに、「人間性」、すなわち「人類」全体の性格づけについてのカントの叙述にも引き継がれていくのである。

一七七〇年代半ば頃のものと推測できる『フリートレンダー人間学（*Anthropologie Friedländer 3. 3 [Ms. 400]*）』では、「人間性一般の性格」と題された章が見られる。すなわち、カントはとくにこの時期以降、個々人の性格づけだけでなく、「動物の中で、そしてあらゆる存在者の中で、いったいそれ〔＝人間性〕はいかなる性格を有するものなのか」という問題に取り組んでいることがわかる（XXV 675）。つまり、「人間性」についての問いは、地上における他の生物との比較において人間が類としていかなる性格を有するのかという問題に関わっている[5]。

その際カントは以下のように、人間の本性にはいったい何が与えられているのか、次にそれは何のためであるのかという「目的」の観点から、「人間性」一般の性格についての考察を進める。まずカントは、人間の本性には「悪性（Bösartigkeit）」が宿っていること、そしてそのことから人間が、同じ種である他の人間に対して「不信感をもち、残忍であり、敵意をもつ」動物であることを出発点とする（XXV 678 f.）。人間にこうした本性が与えられた「目的」として主に二つが挙げられる。一つめは、人間が「地球全体に住む」ようになるためである。「もし人間が他者と折り合いがよかったとすれば、人間は〔拡がっていかずに〕皆一団となって暮らしていたであろう」が、そうはならずに「互いに協調できず」、対立し合うことによって、かえって人間は「地上全体に分布する」ようになったのである（XXV 679 u. 691）。二つめは、「文明化された社会体制」を築くことを可能にするためである。「もし人間が本性上柔和で善良であったとすれば」、「安全」[6]の確保のために何も「市民的社会体制」を作らなくても、安らかに暮らしていくことができていたであろう。しかし実際には、人間には互いに不信や敵意をもつような悪性が備わっている。それは、個人の行為を統制するべき「市民的社会体制」を築くためである（XXV 680 f.）。同時にその社会において、「経済的に不自由しないようになること、礼儀正しさ（Anständigkeit）、名誉」などといったさまざまな「強制」を受けることによって、人間は「活動」へと鼓舞されて、「勤勉で労働意欲のある」者になったと言われる（XXV 690）。

続いてカントは、こうした他者との敵対によって鼓舞された活動欲を通じて、人間はどのような「積極的善」を生み出したのかという問いに関して考察を進める（ebd.）。その際、人間存在を成り立たせる三つの要素に即して論述がなされる。第一に「人間は才能を開発し」、「技術や学問」を生み出した（XXV 690 u. 692）。これは個人の「文化」に関わることである。第二に、洗練された「礼儀正しさ」を身につけた（XXV 680 u. 692）。これは社会の「文明化」に関わることである。そして第三に、市民的社会体制において、「あらゆる人は他者の道徳的判断を恐れ」たり、名誉を、すなわち人に誠実な人物と思われることを求めることによって、その人倫的態度を形成していくということである（XXV 692 f.）。市民社会内での、他者との関係におけるこの強制力を、カントは「外面的」「道徳的強制」（ebd.）と呼んでいる。たとえば、「道徳性に……反して振舞う人とは交際しようとは思わない」という気持ちを多くの人がもつようになれば、そうした社会的圧力の中に生きる人々は、自らの「道徳的性格」にも注意するようになるだろう（XXV 693）。

このように、カントは、人間の本性の中にある悪性が、むしろ市民的社会体制の形成を促し、さらにその体制の中で、人間はさまざまな善きものを築いていくことができると考えていた。一七七〇年代半ばの頃のカントは、「人間性」における「文明化」の側面をとくに強調している。カントは、「文明化」をこのまま押し進めていけば、「完全な市民状態」における最高の幸福を、「個人」においてではないが、

「社会全体」としてはいずれ実現可能であると考えていたようだ（XXV 690）。

二　人間学のレフレクシオーン
――同時代人における思想上の源泉

以上述べてきたようなカントの思想の源泉として、同時代のどの思想家が考えられるであろうか。人間学講義の自筆メモを記したレフレクシオーンを分析することにより、カントの思想背景を探ってみたい。

『レフレクシオーン』一三九一番（アディッケスによれば、一七七二―一七七五）では、人間における「悪」が「人間の結合」、「才能の開発」に役立っているという記述がある。「人間の精神力には限度があるので、人間の結合が、また才能の開発へと仕向ける強制が必然的なものとなるためには、媒介的原因として悪が……役立たなければならない」（XV 605）。この『レフレクシオーン』は、バウムガルテンの『形而上学』（一七三九年）の二九八頁に向けられている。「人間の魂の本性」と題された章における同頁七四九節において、それぞれの「人間の魂」が「完全に等しい」ことは不可能であり、それゆえに各人の「感性、想像、予見、判断、趣味、快・不快、感性的動機、動因、……欲求、嫌悪、意欲」が完全には一致することはありえない、とバウムガルテンは述べている(7)。この記述から、バウムガルテンはもともとあるそれぞれの人間の本性上の相違から、人間同士の不和、争いが不可避的であることを認めていることがわかる。またバウムガルテンの『哲学的倫理学』（一七四〇年）では、人間の天性は「開化」と「修練」を通じて改善できるということ、したがって「粗雑な人物」から「淘汰された人物」への育成が可能であることが主張されている。カントはこうしたバウムガルテンの思想を基に、人間の本性上の不一致からさまざまな争い、不和が生じるのであるが、それがむしろ人間の市民的結合への、また各人の才能の開化への活動源となることを主張したのだと思われる。すなわち、カントのこのような主張は、経験的心理学におけるバウムガルテンの人間の本性についての考え方と取り組む中で導き出されたことなのである。(8)

また、『哲学的倫理学』において、バウムガルテンは、「学識者の認識は無学の者の認識よりも一層、〔心的状態において〕熱したものにならなくてはならないがゆえに、……それは悪へと駆り立てる」ものであると指摘する。そのような学識に起因する悪としてバウムガルテンが挙げているものには、「偽善、不機嫌な態度、杓子定規、文字通りの高慢」、「敵意、恥知らずの争い、嫉妬、忘恩、悪意、冷酷」などがある。それゆえ、バウムガルテンは「学識者のほうが他の者よりも徳へと義務づけられる」と述べる。(9) カントも『レフレクシオーン』一三九四番（一七七二―一七七五）において、文明化された社会の中で「うわべを装うこと、……妬み、優位に立とうとする精神、密かな敵意」などが助長されることを指摘しており、こうした傾向を抑えるためには「道徳的強制」が必要であるとしている（XV 608）。さらに『レフレクシオーン』一三九三番（一七七二―一七七五）においてカントは、「名誉、交際、職務」を獲得するための「誠実さ」や「善い心術」への「道徳的強制」について言及している。

これらのレフレクシオーンと、前述の一七七〇年代半ばのものと見られる人間学講義における叙述を合わせて考察すると、カントは、市民社会での悪徳による弊害を抑えるためにバウムガルテンが必要だと主張した「徳」への強制を、「外面的な道徳的強制」としてのその補完的役割と認め、その強制力の中で、人間は文明化を通じて幸福な状態を獲得できると考えていたことがわかる（vgl. *Anthropologie Ms. 400* XXV 693）。

三　一七八〇年代における「人間性」の概念
――上位理念としての「道徳化」

八〇年代に入り、カントは、「人間性」の概念において、「文明化」から「道徳化」に次第に力点の置き場を変えていった。

一七八〇年代半ば頃のものと推測される『ムロンゴヴィウス人間学（*Anthropologie Mrongovius*）』では、「人類の性格（Character der MenschenGattung）」と題された章が設けられている（XXV 1415）。そこでカントは、「人間を動物に対置し、両者を比較する」ことによって、人類の特性を見出そうとする（ebd.）。当講義録ではまず「非社交性の原理（Prinzip zur Ungeselligkeit）」という用語を用いてではあるが、一七七〇年代半ばの頃の人間学講義におけるのと同じように、この原理によって人類は、「活動性へと刺激」されて、地上全体に分布するようになったと叙述されている（XXV 1416 f. u. 1421）。そしてこうした「非社交性」が、「怠惰に満ちた」「牧歌的な牧羊生活」ではなく、「市民的結合」を生み出したのだとカントは指摘する（XXV 1422）。もし敵対関係を生じさせる「非社交性」がなければ、「人間は完全化・開化されることもなく、〔人間における〕何ものも他のすべての動物種以上に高く評価されるものとは決してなっていなかったであろう」とカントは述べる（ebd.）。一方人間は、「個体（Individium）としては完全な状態には達することができないのであって、「世代から世代へと」完全性の度合いを高めていくべき存在であるとされる（XXV 1417）。たとえば「文化」に関して見るならば、「六〇歳代に達し」、「自ら獲得した文化を最も活用できる」と思われる頃にはもう、人は徐々に「鈍ってきたり無気力になってきたりして、他の人に席を明け渡さなくてはならない」ことになるとカントは述べる（XXV 1419）[10]。

以上のように、カントは、「市民社会」を通じて「文化が生み出され」、人間は次第に「人類」の「最終的使命」（XXV 1425）に近づいていくべき存在であるとする、一七七〇年代半ば頃と同様の見解を示す。しかしその反面、一七八〇年代の当講義録では、「文化の程度」が高くなるにつれて、かえって「市民的社会体制」が瓦解するという側面をカントは指摘する（XXV 1426）。すなわち、「文化」が高度になると、「贅沢から多様な欲求が高まり、〔他者の〕自由を制限しようとする動きが強まる」、そして、「自由に慣れた人々は〔もはや〕、彼ら〔自身〕の自由を制限させようとはしなくなる」とする（ebd.）[11]。人間学の『レフレクシオーン』一四六〇番（一七八三－一七八四）においてカントは、「道徳性なしに所有しうるような最高度の文化をわれわれは有しており、文明化もその最大限に達している」と述べた後に、「……文明化は、道徳性を全く消滅させている」と指摘する（XV 641）。このように、一七八〇年代には、その本性における悪性が活動欲を生み出すことによって市民社会が形成され、その中で文化・法・道徳におけるさまざまな善きものを生み出していく人類の側面よりも、むしろこうした進展がさまざまな欲求を高めることによって、かえって人類はお互いの自由を制限し合うことになるという否定的事態が前面に押し出されている。注目すべきことは、カントはこうした思想を、市民社会が進歩すれば各人の自由への要求に歯止めが利かなくなるという、人間の本性についての人間学的考察から導き出しているということである。人類が「道徳性」を欠いたまま「文明化」において進歩を続けても、それだけでは幸福な社会を実現できないことを指摘している。こうした洞察に基づいて、この時期以降、「徳を欠く礼儀作法、誠実さと友情を欠く〔外面的〕社交性」は文明化だけをもたらすものであるとし、それに対し人類の「〔内面的な〕道徳性」に関わる「道徳化」の必要性を、カントはとくに強調するようになった（XXV 1425 ff.[12]）。

当講義録においてさらに注目すべきは、人間を他の動物種と区別するゆえんとされる「言語」（XXV 1417）に関する次の叙述である。すなわち、「市民社会が完全であればあるほど、人間はますます裏表のある（falsch）ものとなる」、なぜなら、人間は「あまりに正直であると物笑いの種になる（verächtlich）」と考え、さらに「控え目（Zurückhaltung）にうわべを装うこと（Verstellung）」によって「他者に対して優位に立とうとする」からだとカントは言う（XXV 1421）。そして「道徳的に善なる性格」に基づいてのみ、人は「正直」になれるものだとされる（ebd.[13]）。こうした叙述から見ても、カントは一七八〇年代半ば頃には、人類と他の動物種との区別に関し、「文明化」の進展において完全性へ向かうべきものとしての人類の位置づけを後退させる一方で、「道徳性」の開化を人類の特性として前面に押し出そうとしていることが認められる。

『世界市民的見地における普遍史の理念（*Idee zu einer allgemeinen Geschichte in weltbürgerlicher Absicht*）』（一七八四年、『普遍史の理念』と略記）では、まず一七七〇年代半ば以降の人間学講義に見られた思想が「敵対関係（Antagonism）」という用語を用いて叙述されている。すなわち、人間の本性の内に「敵対関係」、つまり「非社交的社交性」があることから、人類は、「怠惰の性癖を克服し、また名誉欲や支配欲、あるいは所有欲に駆られて」、あらゆる才能を次第に開発することができ、また礼儀正しさを身につけることで、共同体生活を快適に暮らせるようにしてきたのである（VIII 20 f.）[14]。しかしその一方で、『人類史の憶測的起源（*Mutmaßlicher Anfang der Menschengeschichte*）』（一七八六年）では、時が経つにつれて「贅沢」が「都市の住民のあいだに現われ始め」、「魂の抜けた溢れるばかりの豊かさが、未開状態のありとあらゆる悪徳と交じり合って」しまい、「人類」は「善の素質を形成するための……進路から逸脱」して、「地上において支配するように……定められた類としては〔もはや〕値しないものに」なったと述べている（VIII 120）。そして、『普遍史の理念』においては、「名誉心や外面的礼儀に見られる道徳めいたものを旨とするならば、やはり単なる文明化に終わるであろう」とし、これに対して「市民の考え方の内面的陶冶」、すなわち「道徳的に善である心術」の陶冶のための「各々の共同体の長期にわたる内面的矯正」の必要性が説かれている（VIII 26）。一七八〇年代の以上の刊行物を見ても、人類が「道徳めいた」ものの下にこのまま文明化を押し進めても、社会に「悪徳」が蔓延するとし、長期的視野に立って共同体を真に「道徳化」することが不可欠であると、カントは主張している。

四　道徳哲学講義における「人間性」の概念
――「人間性」の有する二つの側面：「脆弱性」と「尊厳」

最後に、道徳哲学講義の考察を通じて、ほぼ一七七〇年代半ば頃には、カントがすでに「人間性の尊厳」の思想を提唱していたことを、さらに、ではいったい一七八〇年代のカントの思想上の発展は、どのような点に認められなくてはならないのか、という点を明らかにしたい。

『ポヴァルスキー実践哲学』の「人間性の使命（Die Bestimmung der Menschheit）」と題された章（XXVII 233）において、まずカントは、「個々の人間の使命」と「全人類の使命（die Bestimmug des ganzen Menschlichen Geschlechts）」とを区別する（XXVII 233）。「個々の人間」は自己保存や自己の幸福を目的とするのであるが、「人類の使命」はこうした「個々の人間の使命に対抗する」ことがある（ebd.）。そして、この「全人類として見た人間は、明らかに社会へと定められている」ことを指摘する（XXVII 234）。市民的社会生活において人間は、人類社会の最大の完全性のために「すべての才能を発揮」しうるように、まずは「訓練される（disciplinirt）」べきものなのである（XXVII 234 f.）。しかし一方で、人間は市民社会において「抜け目なさと怜悧とを駆使しなくてならない」。このことは同時に、「贅沢さ」への欲求や、「新たな害悪、中傷、名誉毀損」などをも生じさせる（XXVII 234）。すなわち、市民社会では人間の内にある「すべての悪しき萌芽」も同時に発展させられるのである（ebd.）。こうした事態に対して、一七七〇年代半ば以降の人間学講義と同様に、カントは市民社会での「〔外面的〕道徳的強制」の効力を認める。人は、他者の「判断を通じて道徳性の制限の中に留まるように仕向けられると言える（XXVII 235）。

『コリンズ道徳哲学』においてカントは、「人類の最終的使命は人間の自由によって実現される限りでの道徳的完全性であり、このことによって人間は最大の幸福にあずかることができる」と述べる（XXVII 470）。「自由」へのこの能力によってたしかに人間はその他のすべての動物から区別されるのであるが、その反面、「もし自由が……制限されないとするならば、自由は存在しうるものの中でもっともおぞましいもの」となり、「粗暴な大規模の無秩序が現われて来る」と言う（XXVII 344）。というのも人間は、「この〔自由の〕力を、自己並びに他者や全自然を破壊するのに使用」しないとも限らないからである（ebd.）。そこでカントは「人間の本性」の「脆弱性（Gebrechlichkeit）」について説明する。「脆弱性とは……そこ〔＝人間の本性〕において道徳的善性が不足しているということだけでなく、悪しき行為への最大の原理と動機が支配している」ことを意味する（XXVII 293）。「道徳的完全性はたしかにわれわれの判断においては賛同をうるのであるが、……この動因は感性的動因ほど強力に駆り立てる力を有していない」（ebd.）[15]。しかしカントは、「人間の魂が純粋な道徳性の一切の動因」を完全には失っていないとし、「内面的善性の動因に基づいて行為」しうる「道徳性」（ebd.）の内に「人間性の尊厳」を認め、人間の「自由」の能力はこの「人間性の本質的目的」であるところの「道徳性」と合致しなくてはならないと主張する（XXVII 343 u. 345）[16]。

さらに、「人間性の尊厳」が「内面的善性」に置かれることによって、次のようなさまざまな「人間性の義務」が導かれる。たとえば、「物件」に対する行為であっても、人間の「内面的」道徳性を毀損するものは許されない。そこで、「動物」に対する不必要な残酷な行為も、「人間性の義務」に反するものとなる。そうした行為者の「無感覚さ」は、人間、とくに子供に対しても同様に向けられかねないからである（XXVII 459）。またカントは、「道徳的性格」が「学問」の条件にならなくてはならないと主張する。その限りにおいては、「誠実さ」や「他者と自己の人格の権利への尊敬」が「学問」を通して促進されるであろうが、逆にこの道徳的「性格を欠く人は、商人が自分の商品を扱うのと同じように、自分の悟性の産物〔学問〕を扱う」ようになると警告している（XXVII 462 f.）。

以上、一七七〇年代半ば頃のものと見られる道徳哲学講義の叙述から、第一に、カントは「人間性」の内に悪しき側面と同時に善き側面を認めていることがわかる。すなわち、「人間性」はその「脆弱性」ゆえに、自由が制限されないとさまざまな悪性を発揮してしまう。一方で、誰の内にも見出されうる「道徳性」が、「人間性の尊厳」を根拠づけるものであるとし、人間の自由を制限すべきものとしてこの理念を位置づける。ここには「人間性」概念の二面性が叙述されている。第二に、それゆえ、この時期すでに人間を他の動物種と区別しうる「人間性の尊厳」は、その「道徳性」の内にあると主張していることが、また「人類の最終的使命」をその「道徳的完全性」に置いていることがわかる。しかし、この時期のカントは、「人間性の脆弱性」のために個々には戦慄すべき状況が市民社会に起こることを認めながら、「個人」の目的に「社会」の目的が対抗することや、「外面的」道徳的強制力によって、人類全体においては幸福な状態が、それはそれとして実現されうると想定していたと筆者は考える。また、道徳的完全性も市民社会の進展にともなって、次第に促進されうるものと想定していたと思われる。

その点、一七八〇年代の人間学講義では、道徳化を先送りにしたまま市民社会の完成化を押し進めても、そのことだけでは人間の欲求の多様化・拡大化をもたらし、人間の自由への欲求に歯止めが利かない事態を生じさせ、かえって市民社会そのものの瓦解をもたらしかねないと述べられる。カントのこの洞察は、重大な思想上の発展を示すものと言えよう。なぜなら、これによって、カントはもはや外面的道徳的強制力に社会形成の原動力を認めることをやめ、そうした強制力と道徳性の次元を明確に区別するようになったからである。カントは「個人」の視点からだけでなく、「社会」の視点に立ったこの洞察によって、「道徳性」は、「技術・学問」や「礼儀正しさ・怜悧」と並立的に扱われるものではなく、むしろ上位に位置し、後者二つはその下に開化されるべきものであることを強調した。「道徳化」は、人類が市民的社会生活を通じて、さまざまな善きものを発展させるためにも不可欠なのである。すなわち、利害関係に関わりなく「誠実」でありえるような「道徳的心術」を、「人類の性格」として形成することが、最優先されなくてはならない。ひいてはそれが市民社会の繁栄と進歩を支えるものになるのである。こうした「道徳的心術」は、それ自体としては、利害関係における結果からは独立に形成されねばならないが、結果的には、市民社会における具体的諸活動（たとえば言語活動）を支えて、社会の進歩の支柱となるのである。

おわりに

カントはそれぞれの時期に[17]、人間存在を形成する「開化〔文化〕」、「文明化」、『道徳化」のさまざまな側面を指摘しながら、それら諸要素間の中で異なる力点を置いてきた。とくに一七八〇年代以降カントは、「個人」の視点から「社会」の視点に立った思索をさらに深めることによって、「文明化」の進歩にまつわる危機を強く意識するようになったと言える。こうした思想発展も、「人間性」を三つの要素の統合体と考える中で獲得された、カントの人間学的洞察に裏づけられたものなのである。

注

（1）この点に関しては次の文献を参照。Oberhausen 1997, S. 42; Schwaiger 1999, S. 21-23.

（2）Hinske 1998, S. 20, 35 f.

（3）Vgl. ebd. S. 17 f. S. a. Oberhausen 1997, S. 40; María Jesús Vázquez Lobeiras, *Die Logik und ihr*

Spiegelbild. Das Verhältnis von formaler und transzendentaler Logik in Kants philosophischer Entwicklung, Frankfurt a. M./Bern/New York/Paris/Wien 1998（= Studien zur Philosophie des 18. Jahrhunderts, Bd. 6), S. 69-75.

（4）注目すべき研究として、文献［Schwaiger 1999］を参照。また当著作に対する以下の書評も参照されたい。船木祝「クレーメンス・シュヴァイガー著『定言命法とその他の命法』」、前掲拙稿、一八七―一九六頁。

（5）カントにおける「人間の尊厳」概念が、単なる「個々人の権利」の価値を示すものなのではなく、「人類全体……の中で実現される」べき、「人間性の価値」を表すものであるという指摘に関しては、以下の文献を参照。蔵田伸雄「人間の尊厳を守る責任――カントとヒト胚の議論」、日本カント協会編『日本カント研究5　カントと責任論』理想社所収、とくに八―一三頁。

（6）*Anthropologie Pillau* XXV 845.

（7）Alexander Gottlieb Baumgarten, *Metaphysica*, Halle ^{4}1757（^{1}1739), § 749, S. 298 [wiederabgedruckt in: *Kant's Gesammelte Schriften*, Akad. -Ausg. Bd. XVII 143].

（8）Alexander Gottlieb Baumgarten, *Ethica philosophica*, Halle, ^{3}1763（^{1}1740), Neudruck: Hildesheim 1969, § 403, S. 268 f. [wiederabgedruckt in: *Kant's Gesammelte Schriften*, Akad. -Ausg. Bd. XXVII 990].

（9）Baumgarten, *Ethica philosophica*, a. a. O. § 425, S. 282 f. [XXVII 996].

（10）『実用的見地における人間学（*Anthropologie in pragmatischer Hinsicht*）』（一七九八年）において、八〇年代までに見られた思想のいくつかが、「人類の性格」と題された章において集大成される形で述べられている。第一に、「人類の特性」とは、「自然が、不和の萌芽をそれに植えつけて、人類自らの理性がこの不和から和合を……作り出すことを欲したということである」(VII 322)。カントは続けて、こうした「不和」が、「文化が進歩することによる人間の完成化」のための「手段」となっており、そして「人間は、……〔他の〕人間と社会を形成しこの社会において技術や学問を通じて自らを開化し、また文明化し、そして道徳化するように定められている」とする(VII 322, 324)。第二に、人間はこうした完成化を、他の一切の動物とは異なり、「個体」としてではなく、「多くの世代」を経た「進歩を通じて」「類」として実現しうるものとされる(VII 324)。

(11)『実用的見地における人間学』においてもカントは、市民社会が完全性へ向かう進展の中で、「ややもすれば自己の意志はいつでも同胞に対する反感となって現われ、……他者に対する支配者であろうとする、無条件的自由への要求をしてくるのである」と指摘する(VII 327)。一方カントは、このような事態に至った原因を、人類が「道徳性から……その上に樹立されるような合目的な文化へと」向かうのではなく、「文化から道徳性へと」向かおうとしたことにある、とより明確に述べている(VII 328)。

(12) カントが一七八〇年代以降「怜悧」の概念を単なる「個人」の問題としてではなく、とくに「人間との交わり」の中で考察したことから、カントにとり「幸福」概念が重大な困難に直面することになったという指摘に関しては、以下の文献を参照。Schwaiger 1999, S. 119-127, 184 ff.

(13) カントにおける「部分的真理」の概念には、すべての人間の認識には一部の真理があるがゆえに、人間はお互いに意見を伝達し合うことによってはじめて、真理の全体に到達しうるものであるという、「ドイツ啓蒙思想の根本思潮のひとつ」が示されているということに関しては、以下の拙稿を参照。船木祝「認識の批判と拡張――カントにおける『仮象性』と『蓋然性』の区別」、木阪貴行、菅沢龍文、河村克俊編『現代カント研究9 近代からの問いかけ――啓蒙と理性批判』晃洋書房所収、二〇〇四年、とくに四五頁以下及び注(18)五四頁。それゆえ「言語」活動そのものが歪められるとするなら、それは人類が真理全体に達することを阻むことになると言えよう。また、『実用的見地における人間学』においても、「言語」を使用することによって必ずしも人類が、「その他の……存在者の下で何ら名誉ある地位を占めるに値するものとはならない」とカントは言う(VII 332)。それはつまり、「人類においては誰もが、警戒してあるがままの自己を全部表してしまわない方が得策であると考える」がゆえに、人類のこうした「性質が、……うわべを装うことから故意の欺瞞(Täuschung)へ、ついには虚偽(Lüge)にまで進行」せざるをえないからである(ebd.)。一方当講義録でははっきりと、人類が他の動物種に対して何ら優越した地位を獲得しないのは、人類に「道徳的素質」を認めない場合だとされている。この素質はむしろ、虚偽に傾く「性癖に対抗して、……もろもろの障害を受けつつも努力向上」すべきであるという「理性の生得的要求」を示しているのである(VII 333)。そして、「人間は、生得的な素質上(天性)善である」ことを認めるべきだとするこの要求は、個々の「人格」に対してのみならず、「社会」に対しても発せられるものなのである(VII 324; vgl. VII 333)。それは一つには、その認識においてこそ人類に、社会の中で利害関係を離れて「徳」を究極目的として志向しうるような次元が切り開かれるからなのであり、もう一つには、その認識がそもそも、市民的社会体制の下で人類が幸福を実現するための具体的礎ともなっているからなのである。

（14）『普遍史の理念』においてカントが描写している「アンタゴニスム」は、「自然の合目的性」であるのであるが、同時に「道徳的目的論に役立つ」ものとなっている、という見解に関しては、以下の文献を参照。菅沢龍文「人類の進歩と歴史物語――カントの批判的歴史哲学」、『現代カント研究9 近代からの問いかけ――啓蒙と理性批判――』［前掲書］所収）、とくに一四一頁以下。

（15）Vgl. *Praktische Philosophie Powalski* XXVII 193.

（16）Vgl. *Praktische Philosophie Powalski* XXVII 215.

（17）『理論では正しいかもしれないが、実践には役に立たないという通説について（*Über den Gemein-spruch: Das mag in der Theorie richtig sein, taugt aber nicht für die Praxis*）』（一七九三年）においてカントは、「義務を遵守することによって実現できるかもしれないような戦利品としての甚だしい利益の重荷から、徳を完全に解除して、徳を完全な純粋性において思い描く」ことの重要性を強調する（VIII 288）。ここでは、市民社会で利益をうるために、すなわち「名誉、交際、職務」を獲得するために「誠実」であろうとするような「外面的」道徳的強制とははっきりと区別された「徳」自体が、「人間性」の究極目的として設定されるべきであるということが説かれている。また『万物の終わり（*Das Ende aller Dinge*）』（一七九四年）においてカントは、「究極目的に向かう不断の進行」において善に向かう道徳的「心術」の確立の必要性を説く（VIII 334）。「道徳的心術」は「時間における」いかなる「現象」の変化にも左右されることのない、「善に向かわんとする」「恒常不変」の姿勢を示すものだと言える（ebd.）。以上のように一七九〇年代カントは、「徳」そのものが人類の存在の究極目的であることを認識することによって、『時間の推移には支配されることのない」（ebd.）ような「道徳的心術」の確立を最優先しなくてはならない、と強調していることがわかる。

第二部

生命倫理学における人間観

第三章　いま生命倫理学において求められる人間観とは

はじめに

生命科学技術の発達により、人類はこれまでにない恩恵を手にできるのではないかと期待されている。たとえば、不妊に悩む夫婦が子供を授かること、遺伝子診断を特定遺伝性疾患の治療または予防に役立てること、さまざまな神経細胞及び臓器の培養により再生医療を向上させることなどである。昨今の話題は、ヒト余剰胚研究や人クローン胚研究問題から、着床前診断方法、さらに、能力や性質の改良をめざしてヒト生殖細胞へ介入する遺伝子増強（エンハンスメント）の問題へと移行しつつある。こうした生命科学技術の発展を前に、生命倫理学はいったいどのような方向性を示すべきなのだろうか。生命倫理学は、一九六〇年代以降にアメリカで起こった消費者運動をひとつの背景に成立した。(1)アメリカは、「自由な個人」という人間像が理想とされる社会である。さまざまな状況にあって、自らの自由意思で物事を決定できるような人間がモデルとして求められる。しかし、そうした人間観に基づくならば、障害をもった胎児や幼児、認知症や持続的昏睡状態の患者が置かれている、自由な意思表明をなしえない状態は、あくまで否定的に評価されるだろう。

一方、近年、とくにドイツを中心とするヨーロッパにおいて、相互に「依存する存在」という人間観が主張されるようになってきた。(2) 人間は個人としてさまざまな困窮に陥る可能性があって、周囲の人や環境に守られることではじめて、人間らしく生きていけるという考え方である。このように、一方で「自由な個人」、他方で「相互依存」という一見相対立する人間観が、生命を巡る諸問題を前に登場している。病気の侵害に立ち向かうだけではなく、着床前診断やエンハンスメントのように、人間の発生そのものに生命科学技術が介入することが取り沙汰されている今日こそ、英米型の生命倫理学における人間観をさらに推し進めるのか、それともそれに代わる人間像に方向転換すべきなのかを問うべき重要な時点にあるのではないだろうか、本章はそのような問題意識を出発点としている。そこで、まずはアメリカで生命倫理学が成立した際に、イギリスの功利主義からくる「自律（autonomy）」が強調された背景を概観し、次にそうした英米型の生命倫理学が、意思表明できない存在をどう取り扱うのかを考察する。引き続き、こうした流れとは一線を画する近年のアメリカ国内での動きを紹介する。そして最後に、「相互依存」の人間観がとくに強調されてきた現代ドイツ倫理学者の論争を検討し、今後の生命倫理学に求められるべき人間観を問う。

一　アメリカにおける生命倫理学成立の背景

アメリカでは、一九六〇年代以降、主に社会的弱者（女性、貧困層、黒人）による消費者の安全、情報獲得などについての諸権利を求める消費者運動が高まり、さらに一九七〇年以降は、先端医療技術の進歩に伴い、医療の分野においても、医療費配分の適正さ、医療の公平さなどを求める気運が高まった。そうした中、アラバマ州タスキーギ市の貧民層の黒人梅毒患者に対する人体実験が発覚した。この「タスキーギ事件」（一九七二年）をひとつの背景に、医学実験を実施する際の「基礎となるべき基本的な倫理原則」を定めた『ベルモント・レポート』（一九七九年）が発表された。[3] まさに当該報告書は、アメリカ生命倫理学の基軸となる諸原則の原型を示したものである。その中で、「私たちの文化的な背景の中で広く受け入れられてきた原則」として、「人格の尊重」、「善行」、「正義」という原則が定められた。とりわけ、第一の、「他者を害することになるのでない限り」、「人間の自律性を認める」人格の尊重原則には、イギリスの功利主義者ミルの『自由論』（一八五九年）における、「他人に危害を及ぼさない限り」、「自己決定の権限」を個人に認めるという、自由主義的個人主義の思想が反映している。[4] たとえば、がん治療法における患者の治療選択権などの個人の自己決定の権利を重視する考え方は、今後も強調されていかなくてはならない。

二　英米型生命倫理学が意思表明できない存在を扱う際の特徴

しかし、「自律」という第一原則は、ヒト胚、障害をもった胎児や、事前意思を表明していない脳障害もしくは持続的昏睡状態の患者のような、自ら意思決定できない存在を扱う問題を前にすると困難に直面する。その際、世界に広まった英米型の生命倫理学は、二つの考え方を軸に対処する傾向があると言える。一つは、アメリカ生命倫理学成立の背景にある「功利主義」と、もう一つは「属性主義（Attributionismus）」である。[5]

「功利主義」は、「行為の動機ではなく、行為の結果」によって、かつ「最大多数の最大幸福をもたらす」という基準によって、行為の善悪を判定する倫理的立場である。[6] したがってその考えによれば、対象となる存在者に対して、「幸福や快」、「願望の充足、将来的利益、選好の実現、苦痛の解放」がもたらされるかどうか、「私の行動が世界の状態に対して益となるか、害となるか」が重要となる。[7] 生命に関する価値判断は、典型的には次のように言明される。「ある人の生命がもつ価値とは、……生の経過と結びつく……価値評価の総体」のことである。「病気と同様、傷害や障害は欠損である」。それゆえに、こうした「欠損のある生は、……欠損のない生よりも自分にとっても他人にとっても低い価値がある」、と。社会全体に関しても、「病気や障害のない世界や社会の方が、……病気や障害を伴う世界や社会よりも、より多くの生命価値を含む」、とされる。[8] したがって、重度の疾患や障害をもって生まれる可能性のある胎児の堕胎問題に功利主義が適用される場合には、生命誕生の損益評価に基づく議論が前面に出る傾向がある。たとえば、アメリカ生命倫理学を代表するH．トリストラム・エンゲルハート（H. Tristram Engelhardt）は、重度の遺伝性疾患をもった胎児の人工妊娠中絶の許容性に関しては、女性の自己決定と並んで、「婦人や家族にとっての便宜」、「胎児の誕生を阻止することの有用性」、「人口増加を抑制することの有用性」の観点から判断してよい、とする。(9) また現代ドイツの法哲学者ノルベルト・ヘルスター（Norbert Hoerster）は、出生前診断に関して、妊娠した女性、胎児、及び社会といった「すべての関係者の利益を包括的に顧慮する価値評価」に基づくならば、胎児の障害を出生前に診断し堕胎することを控える理由はないと述べる。(10) このように功利主義では、個々の人間、また社会全体の幸福に対して益となるか害となるか、また益が害を上回るかどうかで、生命に関わる諸問題を扱う傾向がある。

次に、「属性主義」とは、対象の有する性質に基づいて、ある存在が道徳的権利を要求しうるかどうかを決定する考え方のことである。対象の性質として見なされるものには、「快・不快感受能力」、「利害関心、願望……、知性、自己意識、未来意識」などがあり、(11) 存在者の道徳上の位階が、こうした性質を有する度合いに応じて段階づけられるのである。たとえば、オーストラリアの哲学・倫理学者ピーター・シンガー（Peter Singer）は、「障害をもつ嬰児を殺すこと」を裏づける根拠として、生後一カ月までは「自己意識をもたない」点を挙げる。(12) また、属性主義に基づく議論がヒト胚研究問題に適用された典型例として、「ウォーノック委員会」が挙げられよう。イギリスにおける「ヒト受精・胚研究法」（一九九〇年）の法制化に向けて大きな役割を演じた政府諮問機関「ウォーノック委員会」は、ヒト胚の「受精後一四日間の研究は許されるべきである」とした。つまり、一四日目には、「ひとつの胚盤に二本の原始線条ができ、これが一卵性双生児が形成されうる最終時点」なのであって、胚はこの時点までは「依然として二つの個体へと発育しうる」。したがって、それを「ひとつの個体と見なすことは難しい」からである。[13] このように「ウォーノック委員会」は、「ヒト胚はいつから人間になるのか」という問いに対して具体的な線引きをすることによって、それ以前のヒト胚の研究利用を許容しようとした。

三　生命に関する諸問題を巡る新たな動き
――人間の「脆弱性」の強調

日本においては、二〇〇一年九月文部科学省によって施行された「ヒトＥＳ細胞の樹立及び使用に関する指針」により、「受精後一四日以内」の余剰胚の利用を「基礎的研究」に限って承認するとする指針が告示された（第二条及び第六条）。そして総合科学技術会議生命倫理専門調査会「ヒト胚の取扱いに関する基本的考え方（最終報告書）」（二〇〇四年七月二三日）の中で、胚は「人の生命の萌芽」として「尊重されるべき」とされながらも（第二章二（二））、「研究目的のヒト受精胚の作成・利用」が「生殖補助医療研究目的」でなら例外的に容認しうるとされる（第二章三（一））。さらに「人クローン胚の作成・利用」も、「難病等に対する再生医療の研究のため」に、「拒絶反応の問題の解決策として」、「基礎的な研究に限定して」例外的に容認しうるとされている（第三章三（一）及び（二））。このように、一方でヒト胚の地位は尊重されるべきであるとされながらも、その一方で、すでに余剰胚研究は容認され、人クローン胚研究も例外的に容認される動きが見られ、論理的に不明瞭である。

そして昨今における議論の重点は、次なるステップとして、「着床前診断」、さらには「エンハンスメント」へ移っている。人類に多大な恩恵をもたらすのではないかと期待されている生命科学及び遺伝子工学分野のこうした技術上の発展を前に、われわれは倫理学のあり方を一層問うべき時期に入ったのではないだろうか。もとより、同意能力のない存在に対する遺伝子技術介入の可能性を前に、近年、アメリカ国内からも、人間の「脆弱性（vulnerability）」及び「相互依存（interdependency）」という観点から、個人の自由偏重の倫理学を推し進めることを危惧する論者が現れている。たとえば、ジョアン・トロント（Joan C. Tronto）は、ケアの倫理を論じる文脈で、アメリカ社会におけるケアリングの精神が普及しにくい原因として次の三つを挙げる。一つめには、「自律的行為者」という人間モデルのために、多くの人々が「自分自身のケアリングの必要性を認める気にならない」こと。二つめに、「世界が公的領域と私的領域に分離」され、ケアリングがますます私的領域に追いやられたこと。そして三つめには、死といったわれわれの有限性を把握する能力の欠如である。そして、「脆弱性が弱さとして見なされる社会にあっては」、他者からのケアを必要とする人々は「ますます傷つきやすい状況に置かれる」ことになる、とトロントは指摘する。(14)

またアメリカの生命倫理学者エリック・パレンズ（Erik Parens）は、人間存在のもろさ、変化と運命に翻弄される人間存在の脆弱性を征服しようとする動きとともに、人間の困窮は共有されているのだという意識はますます失われていくであろうと警告する。[15] さらにアメリカの生命倫理学者カラハンは、われわれはいま「自律」だけではなく、「相互依存と両立できる人間像」を必要としている、と主張する。[16] 自律偏重社会の中では、困窮にあってはできるだけ他者に対しても他者からも、煩わせず煩わされないように人々は取りはからうであろう。また世間的な「成果」が挙げられなくなったり、コントロールがきかなくなると、人間は途方に暮れてしまったり、敗北感に襲われるであろう。こうした社会にあっては、「虚弱さ、能力の低下、認知症」などにより人間はますます周囲からの厳しい包囲網に囲まれることになりかねない。そこでカラハンは、これまで人々が守り通そうとしてきた「自己決定」という理想化された人間像を一旦手放して、「死すべき定め」にある人間像を取り戻す必要性を訴える。そうした人間像の下、お互いに危険に曝されている者同士だという認識を通じて、困窮にあっても柔軟性を失わないような倫理観が出てこないだろうか、とカラハンは模索するのである。[17]

こうした論者による警告や指摘、論究は注目すべきことに、英米型の生命倫理学と距離を置くドイツ倫理学の議論においてとくに強調されており、近年そのテーマは、着床前診断及びエンハンスメントの問題に及んでいる。そこで現代ドイツの倫理学者による最新の論述を以下に取り上げ、「自律」の人間観と、傷つきやすい人間同士の「相互依存」の人間観双方のあるべき関係を検討したいと思う。

四　現代ドイツ倫理学における「相互依存」の人間観とは
——着床前診断とエンハンスメントを中心に

今日では、「体外受精させた受精卵の初期胚の一部から、染色体・遺伝子検査」を行い、遺伝性疾患、性別などにより胚を選別する着床前診断や、「能力や性質の改良をめざして人間の心身の仕組みに生物医学的に介入する」エンハンスメントといった、生命科学技術のさらなる進展が取り沙汰されている。[18]これらの遺伝子技術は、これまでの生殖補助医療技術といったいどのような違いがあるのだろうか。たとえば、羊水検査や超音波検査によって、妊娠中に胎児の「身体的・遺伝的状態を診断する」、これまで行われてきた出生前診断は、[19]ある特定の性質をもった子供を発生させ、染色体異常などのある胎児の代わりに正常な胎児を選択し、生まれた子供がイメージ通りの性質を備えているかどうかで成否が判定されるような技術ではない。これに対し、着床前診断においては、望まれる性質の特定がなされ、複数の胚の中から正常な胚が選定され、そして、最終的に生まれた子供が計画された性質を備えているかどうかで、その成否が判定される。[20]また、エンハンスメントにおいても、生まれてきた子供が、予測通りのある特定の性質を備えているかどうかで、その成否が判定される。たとえば、胚から「赤毛の人間が発生する」ように取りはからおうとするような場合、赤毛という性質を備えた子供の発生がめざされており、デザインの表現型（ここでは赤毛）を示さない胚は、その遺伝子装備を備えた胚と交換され、そして、生まれてきた子供がイメージ通りであったかどうかで判定がなされるであろう。[21]

1　自然のもつ偶然性（ハーバーマス）

こうした生殖過程への遺伝子技術介入における倫理的問題を掘り下げた論者に、ドイツの哲学者ハーバーマスがいる。ハーバーマスは、強さとしての個人の自己実現ではなく、弱さとしての「身体的脆弱性」を出発点とする道徳を提唱する。[22] まず出発点として、人間の肉体は、とりわけ幼少期、老年期において絶えざるリスクに曝されていると認識される。そして、次に人間は、「社会的に相互依存（soziale Angewiesenheit）」している存在なのであり、そもそも個人の人格的アイデンティティ形成そのものが、「周囲の社会的環境からの助け、温かい援助」や、社会的共同体のメンバーであるとの承認なしには成り立ちえない、と主張される。[23] 人間存在に関する「身体的脆弱性」及び「相互依存性」というこうした二つの洞察から、「脆弱性（Verletzbarkeit）」という人間観が出てくる。人間の身体は守られなくてはならず、そのために他者へ依存するがゆえに、人間はまた「他の人によって傷つく」存在である、とハーバーマスは言うのである。[24] こうした人間観を基底に置いて、ハーバーマスは生殖を巡る具体的問題について論述を続ける。まず着床前診断においては、妊娠中絶の場合とは異なり、ある特定の胚の生存と「女性の自己決定とが競合」しているわけではない。そして、生の誕生が「一定の質的な基準」を満たすかどうかの価値判断に導かれている。また生殖における遺伝子改変においては、たとえば、「数学の素質」、「音楽ないし一流のスポーツ選手」の素質や、「抜群の記憶力」、「高い知性」など、それぞれの親が最良と見なす性質が、その子供の発生の条件になっている。[25] ハーバーマスは、こうした生殖過程における倫理上の主な問題を次の点に見る。「プログラミングされた人格からは、人生のはじまりは自然成長的で偶然的であるという意識が奪われており、こうした人格には自己の生に対して回顧的に単独で責任を引き受けるときには充足されていなければならない心的条件が欠けている」、と。[26] すなわち、これまでの生の誕生は「偶然性」に支えられていたため、人格には、自らのライフストーリーにおける進路を自ら設定していくという自由が保障されていた。しかし、もし私のライフストーリーの出発点を規定するのがもはや自然の偶然的出来事ではなく、大人の望みや好みであることになれば、私はその者に対して、「自分の観点からすれば望ましくない帰結に対する責任」を取ってくれと問いつめることができるであろう。[27] このようにハーバーマスの生命の誕生を巡る倫理学は、「脆弱性」という人間観の下、遺伝子技術介入で危機に瀕しているヒト胚の将来的アイデンティティ形成を保護しようとしたものだと言えよう。

2　行為者の人間観（ミュラー）

しかしドイツの哲学・倫理学者ミュラーによれば、こうしたハーバーマスの論述には難点があると言う。すなわち、親は、子供から将来起こりうる非難に対して弁明の責任を引き受ける覚悟でそのような生殖を望むと言うかもしれない。では、これらの生殖過程への遺伝子技術の介入には、とくに、どのような倫理的問題点があると言うのであろうか。まず、ミュラーによれば、これらの技術は、「これまで知られていなかった評価次元での人間の評価」を可能にするという。これらの技術は、構想された通りの人間が発生したかどうかによって、人間を成功した、もしくは失敗した生産物として評価することを可能にする。したがって、発生した人間の存在価値は、その人間の装備する性質や表現型と結びつく価値によって決定されるのである。言い換えるならば、人間が発生の時点で成功作もしくは失敗作として評価されるということである。[28] そして、自然に従わないことで、他者の「期待」が自らの「発生の条件」になっているという子供側の意識が倫理上問題とされるのではなく、むしろ、人を「計画通りに作製することに対して肯定したり反対したりする際にわれわれ皆が表明している人間理解」が問題となる、と言う。[29] つまり、もし、自分たちの意に沿わなければ生命が発生してもらいたくない。その場合には、自分たちの意にもっと適う他の人間と取り換えたいといった認識がまずもって問題とされなくてはならない、ということである。ハーバーマスは、子供の将来的な「個人としての自由の保障」に議論の重点を置いているが、ミュラーは、行為する「われわれの側の人間観」を主要な問題としている。筆者は、ハーバーマスの「個人の自由の可能性」に力点を置く議論においては、やはり「個人の自由実現」に人間の第一の存在価値があるという人間観が、「脆弱性」を人間の本性として認める人間観の上位に置かれていると考える。こうしたハーバーマスの議論は、自由意識をもつ存在と個人の自由意識をもちえない存在との区分けを前提にし、強いものとしての前者が弱者としての後者を保護するという方向に導く。

3　関係主義の生命倫理学

では、意思決定不可能な存在者を巡る諸問題を「功利主義」及び「属性主義」を軸に扱う英米型の生命倫理学とは一線を画する倫理学は、いったいどのような特徴をもつべきなのだろうか。ミュラーによれば、そうした倫理学は、「相互関係（Reziprozität）」と「共属性（Zusammengehörigkeit）」の認識という二つの特徴をもつべきだと言う。[30]まず「相互関係」において重視されるのは、「対象の性質」ではなく、「対象との関係」である。功利主義及び属性主義に基づくならば、対象との関係が、行為の有用性や、対象の道徳的存在としての資格の判定に左右される。これに対し、「相互関係」に基づく倫理学は、行為が有用な結果をもたらすか、また対象が「有益な働きを示す」か、あるいはそもそも「益と害」や「快・不快」を経験しうるかどうかにかかわりなく、われわれは対象との関係性のうちにあるという考え方を出発点とするのである。そしてこのような倫理学は、「対象の道徳的地位」をある資格や能力を備えているかに基づいて判定するのではなく、「行為者の道徳性」を、「他者に対し好意的であり、尊敬の念をもち、公平である」かといった観点から判定する。[31]次に、「共属性」の認識とは、たとえば、胎児、障害者、認知症患者なども私と同じであり、同じ共同体に属するという認識のことである。この認識を支えているものは、「私が他者に依存しているのと同じように、他者も私に依存する」存在者であるという自覚である。[32]すなわち、われわれは皆、出生前には依存的であったのであり、老いや病気などにより依存的になるかもしれない存在であるという自覚である。

欧州連合の生命倫理プロジェクトによる「ヨーロッパにおける生命倫理と生命法」に対する提言である「バルセロナ宣言」（一九九八年）は、「自律、尊厳、統合、脆弱性の四つの原理」を軸に置くものである。そこでは、「脆弱性」は、「自律」を上位に置く概念とは見なされていない。そして、自律能力のある者もない者も、まさに「われわれすべてが（自律したものであっても）傷つきやすいものである」ことが強調されている。[33] したがって、「脆弱性」とは、自己実現しうる存在とそうではない存在とを区分けすることを前提とする原理ではなく、両存在を同一次元で取り扱うための原理である。ミュラーの提唱する「相互関係」と「共属性の認識」を特徴とする倫理学は、こうした宣言書の背景にあるべき人間観のひとつを描写していると思われる。

おわりに

現代社会においては、市場動向や雇用関係を見てみても、ますます相手の存在価値を相手の有する性質で判断することが先行し、そもそも相手と相互関係にあるとの意識が希薄になりつつある。もし、生の誕生に携わる再生医療の分野においても、人間の存在条件がその有する性質によって左右されるという方向性がさらに押し進められるとするならば、こうした現代の社会状況は加速度的に助長されるのではないだろうか。われわれはいま、利害感受能力、意識、生存利益、人格能力の有無を基に人間を区分けすることに働く生命倫理学を推し進めるべきなのか、それとも、等しい人間同士の関係性に訴える倫理学へと舵を取るべきなのか、重要な分岐点に立たされている。

注

（1）香川知晶「生命倫理の成立、背景と発展」坂本百代、青木清、山田卓生編著『生命倫理——二一世紀のグローバル・バイオエシックス』北樹出版所収、二〇〇五年、一二-一三頁。

（2）Rendtorff, J. D. and Kemp, P (ed.), *Basic Ethical Principles in European Bioethics and Biolaw*, Vol. I, Centre for Ethics and Law, Copenhagen/Institut Borja de Bioèthica, Barcelona, 2000, pp. 47, 54.

（3）香川知晶、前掲書、一二-一六頁。

（4）同、一七頁。資料集　生命倫理と法編集委員会編『資料集　生命倫理と法』太陽出版、二〇〇三年、一七八頁。加藤尚武『現代倫理学入門』講談社、一九九七年、五頁。

（5）Müller 2004a, S. 39.

（6）板井孝壱郎「臨床倫理学の基礎理論」、福井次矢、浅井篤、大西基喜編『臨床倫理学入門』医学書院所収、二〇〇三年、一四一頁。

（7）Müller 2004a, S. 40-41.

（8）Hoerster 1995, S. 117-119, 121.

（9）H．トリストラム・エンゲルハート「医学における人格の概念」、H．T．エンゲルハート、H．ヨナスほか著、加藤尚武、飯田亘之編『バイオエシックスの基礎——欧米の「生命倫理」論』東海大学出版会所収、一九八八年、二九-三〇頁。

（10） Hoerster 1995, S. 123.

（11） Müller 2004a, S. 41-42.

（12） 河村克俊「生命倫理をめぐるドイツの現状――シンガー事件とドイツの哲学会」、土山秀夫、井上義彦、平田俊博編著『カントと生命倫理』晃洋書房所収、一九九六年、二〇〇、二〇三頁。

（13） Mary Warnock, Do Human Cells Have Rights?, *Bioethics* I. 1, 1987, pp. 10-11.

（14） Tronto, J. C., An Ethics of Care, *Generations*, Vol. 22 , Issue 3, Fall 1998, p. 19.

（15） Parens, E., The Goodness of Fragility: On the Prospect of Genetic Technologies Aimed at the Enhancement of Human Capacities, *Kennedy Institute of Ethics Journal*, Vo. 5, No. 2, 1995, pp. 143, 145.

（16） Callahan 2000, p. 123. ダニエル・カラハン『自分らしく死ぬ――延命治療がゆがめるもの』岡村二郎訳、ぎょうせい、二〇〇六年、一三四頁。

（17） Callahan 2000, pp. 142, 157-159. 邦訳、一二九、一四一-一四三頁。

（18） 額賀淑郎「新遺伝学」、赤林朗編『入門・医療倫理 I』勁草書房所収、二〇〇五年、二二五頁。生命環境倫理ドイツ情報センター編『エンハンスメント』松田純、小椋宗一郎訳、知泉書房所収、二〇〇七年、三頁。

（19） 額賀淑郎、前掲書、二二五頁。

（20） Müller 2004b, S. 137-138, 143, 165-166.

（21） Ebd. S. 137-138, 179.

(22) Habermas 2001, S. 63. ユルゲン・ハーバーマス（三島憲一訳）『人間の将来とバイオエシックス』法政大学出版局、二〇〇四年、六〇頁。
(23) Habermas 2001, S. 62-64. 邦訳、五九－六一頁。
(24) Habermas 2001, S. 63. 邦訳、六〇頁。
(25) ユルゲン・ハーバーマス（忽那敬三訳）「『人間の内なる自然の未来――リベラルな優生学へと向かうのか?』への後書き（二〇〇一年から二〇〇二年の変わり目にて）」、富山大学編『生命倫理研究資料集Ⅲ－Ⅰ』、平成二〇年～二一年度基盤研究（B）（一般）課題番号20320004, 二〇〇九年、六－七、一五－一六頁。
(26) 同、五頁。
(27) Habermas 2001, S. 29-30. 邦訳、二八－二九頁。
(28) Müller 2004b, S. 77, 142-144.
(29) Ebd. S. 79-81.
(30) Müller 2004a, S. 43-44.
(31) Ebd.
(32) Ebd. S. 44.
(33) ユネスコ「バルセロナ宣言」（村松聡訳）、医療と倫理七号、二〇〇七年、八三－八四頁。

第四章　ターミナルケアにおける意思決定のあり方

――「自律」か「相互依存」か

はじめに

厚生労働省医政局「終末期医療に関する調査等検討会報告書」（二〇〇四年七月）によると、自分が治る見込みのない病気に罹患した場合、病名、余命等について、一般国民の九二％、医師及び看護師の九八％、介護職員施設職員の九六％が、「知りたい」と考えている。それに対して、実際の治療方針の決定に当たって、「患者本人の意見を聞く」とした医師は一四％、看護師は一七％、介護職員施設職員は六％となっている。[1]また、厚生労働省研究班（主任研究者松島英介）の全国病院調査（二〇〇六年一一、一二月）によると、意思決定可能な末期がん患者に対する治療方針を決める際、先に「家族の意向を確認する」が四六・六％、「患者のみに確認する」が〇・八％となっている。[2]つまり治療方針の決定に終末期患者の意向が必ずしも反映されているとは言えない。こうした状況は、がん告知を前提に患者の意思を尊重することが「患者の権利の尊重」とされるアメリカとの落差をはっきり示している。[3] 一方、山岸明子氏の調査によれば、アメリカの発達心理学者ローレンス・コールバーグ（Lawrence Kohlberg）の六段階道徳発達論の中で、日本では男女ともに第三段階の「同調」、及び「よい子志向」の段階が非常に多いと言う。この段階は、キャロル・ギリガン（Carol Gilligan）『もう一つの声』における「自他の相互依存性」を特徴とする発達モデルと共通するところが多い。[4] こうした山岸氏の調査から、自他を相互に分離させるアメリカ流の「自律」志向の倫理観と、日本の「相互依存」の倫理観とを二元的対立項として断定してしまうことは早計であるとしても、それぞれの倫理観におけるひとつの顕著な傾向として指摘できる。冒頭の調査結果を見ても、「自律」を重んじるアメリカ流のバイオエシックスが、日本に定着しているとは言えない。終末期医療におけるこうした状況を踏まえ、患者の自己決定を強調する考え方と、依存状態にある患者のケアを強調する考え方とを対立のままに固定化させるのではなく、「自律」と「相互依存」の思想双方をともに支えるような考え方や態度はないか、あるとすればそれはどのようなものなのであろうかを問う。

さて、この問題との関連で近年とくに注目されるのは、ドイツにおける終末期医療を巡る動向であろう。アメリカ型の自律偏重の生命倫理とは異なり、ドイツでは、患者の意思を極力尊重するとともに、依存的な患者を支えていこうとする動きが見られる。それゆえ、日本の今後の終末期医療のあり方を検討するうえでも、ひとつの重要な参考になろう。そこで、本章では、まずドイツ医療倫理における「自律」思想の特徴とその歴史的背景を概観し、次に日本における終末期医療の現状を踏まえたうえで、ドイツにおける「自律」を制限する思想、及び「相互依存」の思想を考察する。そして最後に、両者をつなぐ哲学的思想を探求することにより、日本の終末期医療のあり方に若干の方向性を示したい。

一 「自律」を巡るドイツの議論

終末期医療の決定に関して、できる限り「患者本人の意思」を尊重する模索を続けてきた国のひとつとしてドイツが挙げられる。そこでまず、ドイツ出身の論者による「自律」思想を概観すると、「自律」は法・倫理学者によって次のように解釈されている。「自律した人格は他人に危害を加えない限り、自ら良いと思う考え方に従って生活を送る……権利がある」[5]。「他人の利害に反しない」限りにおいて、「人間は自分自身と自分の生活について……決定する権利がある」[6]。人間には「自らの作為・不作為をある限界内で単独で決定することができ、他人による侵害を排除することができる自由」がある。[7] こうした「自律」思想の重要な背景のひとつに、「幸福」追求との関連において展開された、カントの「自由」の思想がある。

カントは、一七八〇年代初頭頃のものと見られる人間学講義録『人間知』の中で、「幸福」とはいったい何であるかについて、特定の概念を作ることはできないと言う。その論拠として、カントはとくに次の点を挙げる。幸福になるために、人は個人的に利口に振舞うだけでは十分ではなく、他者とうまく交わる交際術が必要とされる。たとえば時計職人がいくら完全な時計を製作しても、それだけでは満足する利益を上げることができないのであり、流行に合わせたり、うまく人に売りつけたりすることもできなくてはならない。[8] さらにカントは、一七七〇年代半ば頃のものと推測できる『フリートレンダー人間学』において、交際術として、「利口ぶる者（Klügling）」や、「いつも自分自身のことを話す強い傾向」を戒め、「控え目さ」をもつことの必要性を説く。こうした一見人の優位に立っているかに見える態度が、結果的に人から「憎まれたり……疎まれたり」するからである。したがって、人が幸福になるには、「他者の立場で」「感じ、……どのような結果を生むのかを見極め」つつ、結果的に周囲の人々から敬遠されるようなことを回避できなくてはならない。[9] しかしそうであるならば、他者の趣味や受け止め方も流動的で、多様であるがゆえに、個人の努力も他者の計り知れない思惑に左右されることになり、確かな幸福の道筋を示すことはできなくなる。以上の理由から、カントは「幸福」に関する真正で客観的な概念を斥けるのである。そうであるならば、私たちは「幸福」に関して否定的な態度で臨むしかないのであろうか。カントは、こうした人間学的洞察から、各人が主体的に自らの幸福概念を作り出していく自由の意義を強調する。それはつまり、自らが自らの「幸福の概念」を作り出せる「自由こそが、人間が幸福に至るための条件」である、ということである。反対に、たとえ自分たちのために「良く考えてくれる」者の下であっても、「他者の傾向性に従って幸福であろうとする人は、つねに不幸である」とされる。[10] 誰に対しても真に持続的に妥当する、そんな客観的な「幸福概念」はありえないがゆえに、幸福に関する「他者の意見」は、自らにも恒常的に妥当するものとは限らないからである。

以上のカントにおける「幸福」を巡る「自由」の思想を、現代社会に当てはめて考えてみるならば、次のように言うことができるかもしれない。さまざまな分野における専門家は、「幸福」になるための手だてを示してくれる。しかし、そうした政治家、宗教家、評論家、作家、心理学者、哲学者、医療者などの「他者の意見」に従って幸福であろうとする人は、主体的に自ら選び取ることで実現されるような「幸福」には到達することができない。幸福追求のために、人間には「自由」という要素が不可欠の条件として含まれなくてはならない。社会においてこうすれば「幸福」に至るであろうとの他者の意見は、それぞれの状況に置かれた者からの意見であって、各個人に当てはまるとは限らない。むしろ、そうした「他者の意見」に左右されずに、自ら立って主体的に幸福概念を作り出す自由が、個人の幸福達成の条件となる、と。そして、周囲の側でも自分たちの「幸福」概念を他者に押し付けずに、各人の「人格を尊重」して、各人に、「彼ら自身の生活に関する解釈を委ねること」が要求されるのである。(11)

幸福追求のための「自由」と結びつくこのような「自律」思想は、終末期医療における患者に対しても当てはめられよう。患者が残された時間を、たとえば、身辺整理や、ライフワークの完成、人生の総括などのために有意義に過ごすためにも、患者自身の自由な意思決定を尊重することが求められるのである。(12)こうした「自律」を重んじる考え方は、ドイツ連邦議会「現代医学の法と倫理」審査委員会中間報告『患者の事前指示書』(二〇〇四年)、及び、ラインラント・プファルツ州生命倫理委員会報告『臨死介助と死の看取り』(二〇〇四年)といった、近年ドイツにおける終末期医療を巡る報告書の中にも示されている。それはとくに、患者の「主観的」意思と「客観的」意思とを厳格に区別し、患者本人の個性的意思を極力尊重し、社会一般の通念に基づいて理性的とされるような「客観的」意思を押し付けることをしないという姿勢に見られる。その際とりわけ注目すべきなのは、「主観的幸せ（subjektives Wohl）」の考え方である。それは、患者個人が個性的に人生設計を決定できるということ自体が、「個人の幸せ」を成り立たせるという考え方である。つまり、自らが自らの終末期のあり方を決定できるということ自体が、「個人の幸せ」に寄与すると考えるのである。(13)、(14)

二　日本における終末期医療の現状

日本でも、患者の意思尊重の意義が近年繰り返し強調されてきているが、これにはとくに次の二つの方向からの主張がある。一つは、医師の側からの、患者に治療の本質をきちんと理解して決めてもらいたいという意向であろう。たとえば、仕事のために少しでも長く生きたいからと、患者が抗がん剤治療を望むような場合、医師からすれば、実際には仕事ができる状態にはならないと予測できることが少なからずある。(15)もう一つは、患者及び患者家族の側から、周囲の都合で行き過ぎた延命治療や一方的な延命中止をしてもらいたくないという意向がある。(16)こうした点を考慮するならば、患者の意思尊重の意義は今後も引き続き強調されていかなくてはならない。

しかし、実際の医療現場においては、患者の意思確認が難しいことが少なくないという現状も見過ごせない。こうした事態を巡り、アメリカにおける臨床研究経験を踏まえつつ、日本において、終末期医療に長年にわたり携わってきている大井玄氏は、次のような思索を展開する。すなわち、各人が自由に自分の目標を追求し、自分の能力を最大限に発揮していこうとする倫理意識が、医療分野にも反映しているアメリカに対して、日本では、家族、友人などの社会環境とうまくつながっていこうという意識が強く支配しているのではないか、と。学生を見てみても、自分が成績などにおいて周囲に抜きんでたというときの幸せよりも、一緒に何かを成し遂げたときに生じる幸せの方が一層強く感じられているようだと言う。このような洞察に基づき、大井氏は、終末期医療における、愛情と工夫のある「安心できる環境」作りの必要性を説く。アメリカ人の多くは、自律性の喪失をみじめな状態と受け止めるのに対し、日本人の高齢者の多くは、「周囲との関係を壊したくない」という意識が強く、むしろ、人間関係がこじれて孤独になってしまう状態の方を恐れているとされる。[(17),(18)] こうした見解から、前述のドイツの報告書に見られたような、自分の人生設計を自ら決められること自体が「個人の幸せ」を実現するという考え方が、終末期における多くの日本人の第一義的倫理意識になっているのかが疑問視される。むしろ、自らの決定よりも周囲との温かい関係の中で終末期を送ることに意義を見出していると言える。

三　アメリカ型の生命倫理とは一線を画するドイツのあり方

以下のように、「自律」だけではなく、別の面の重要性への指摘は、ドイツの倫理学者や近年の現代医療を巡る報告書においても認められる。「自律」偏重のアメリカ型の生命倫理とは異なる側面を併せもつこうした見解は、日本における今後の終末期医療のあり方を検討するうえで、参考になると思われる。

ライストは、患者の自己決定の意義を認めながらも、その一方で次のような批判にも耳を傾ける。「まさしく重篤の、もしくは瀕死の患者の置かれている状況などから見て、自己決定は倫理上・道徳上相応な観点とはならない」のではないか、そしてそうした場合には、「むしろ患者の欲求あるいは必要」にこそ耳を傾けるべきなのではないか、という批判である。実際の末期患者の多くは、「絶望、ショック、硬直状態、非現実的希望、怒り、鬱状態、不安、パニック、それに、方向づけのできない状態、すべてをなるように任せる状態」に陥っているがゆえに、実際の状況では、「自律」は、「アカデミックな」理想状態の想定に過ぎず、それは「過大な要求」となるのではないかと、ライスト自身、危惧している。[19][20]

さらに、自律原理だけではなく、同時にそれとは別の、社会政策を検討するためのドイツ的考え方として、人間の「共属性」というものがある。『歴史的哲学辞典』によれば、「助け合い、社会的絆、共属性の意識」は、広義における「連帯」を意味する。[21]また、『国家事典』によれば、「共属性」意識を意味する「連帯」は、「相互に依存する多くの人間が結束すること」と定義されている。[22]このように、「連帯」と同義に使われる場合の「共属性」は、依存的存在者である人間を相互に支えていこうとする意識を意味することがわかる。そして、現代医療を巡るドイツ連邦議会の答申である「現代医療の法と倫理」審議会「最終報告書」（二〇〇二年）においては、人間は「自由」であるだけではなく、「依存的存在（abhängiges Wesen）」でもあるという考え方が表明されている。[23]この答申についての松田純氏の解説によれば、こうした人間観の基盤には、自由であるだけではなく、依存的である人間の相互支援の絆を重視するドイツ的特徴があり、それは「連帯」原理という言葉を通じて、ドイツの倫理学者や政治家、教会関係者によってしばしば提唱されてきたと言う。[24] そうした考え方を代表する近年の哲学・倫理学者の一人として注目されるのが、ミュラーであろう。ミュラーは、一九六〇年代以降起こってきたアメリカ型の生命倫理と明確に一線を画するため、伝統的な倫理の再編を提唱する。ミュラーによれば、アメリカ型の生命倫理には次のような特徴があると言う。すなわち、そこでは人間は、自分で設計した計画に従って影響力を及ぼすことができるという能力をもつことによって、道徳的行為の主体として認められる。そうした共同体の中で、ある存在が当事者になれるのは、多少なりとも有意義な働きを示し、また周囲からの利害を経験することができ、出来事を快または不快なものとして体験しうる限りである、と。したがって、存在者はそのためにも、意識をもつかあるいは感覚能力をもつかしなくてはならない。では、こうした態度には何が欠けていると言うのであろうか。ミュラーによれば、それは、従来の多くの倫理学者が重んじてきた、人間が「相互関係」のうちにあるという認識であると言う。すなわち、人間は、まず何よりも他者との関係性のうちにあるのであって、人間の第一義的な倫理的良さは、人間がある資格や能力を備えているということからよりも、むしろ、他者に対し好意的であり、尊敬の念をもち、公平であるといった観点から判定されなくてはならない。そうした倫理的態度の前提として、相手の有する能力や性質に応じて区分けする態度とは対照的に、「共属性」の意識がある。それは、たとえば、「胎児、障害者、認知症患者」なども私と同じであり、同じ共同体に属するという意識のことである。つまり、他者が私に依存しているように、私も潜在的には同じように他者依存的存在者である、すなわち以前赤ん坊のときには依存的であったのであり、将来年齢や病気などにより依存的になるであろうとの自覚のことだと言う。[25]自律の基礎になる理性的判断能力はたしかに人間の生活様式を形作っていくための重要な構成要素なのであるが、倫理とは本来そうした能力を基に人間を区分けすることに働くのではなく、むしろ等しい人間同士の関係性のあり方を訴えるものとされる。さらに、私たち自身の自己評価においても、アメリカ型の生命倫理と、ミュラーの喚起する倫理においては次のような違いがあると言われる。すなわち前者においては、自己の倫理的評価にあっても、自らの成し遂げた働きに注目されるがゆえに、利害感受能力、意識、生存利益、人格などの喪失は自らの存在価値の喪失につながる。これに対し、後者においては、罪を悔やんだこと、自然によって与えられた限界内でできる限りのことを果たしたこと、感謝、忠誠、連帯、責任、愛の念をもちえたかどうかということが重んじられると言うのである。[26]

四　日本における終末期医療政策への提言

個人の自由を重んじるだけではなく、人間同士の結びつきを強調する、このようなドイツ的考え方の根底には、すべての人間には、その資格や能力にかかわりなく、「尊厳」があるという観念がある。[27]したがって、ドイツにおいては、「自律」と「相互依存」をともに支えるものとして、「人間の尊厳」概念が置かれているのである。しかし、こうした暗黙の共通了解を、日本において形成することは、いまだに現実的ではないかもしれない。それでは、自己決定と周囲の者による配慮とをつなぐような日本にふさわしい倫理上の考え方とはどのようなものなのだろうか。まず臨床哲学における注目すべき論者の見解を検討してみたい。清水哲郎氏は、自己決定よりもむしろ、医療者と患者（及び家族）との「共同決定」というものを提言する。そこでは、人には「正しさ」とともに「愛」が求められると言う。医師の側から治療選択の範囲を提示して、そのあとは患者に決めてもらうというあり方ではなく、両者がともに解決策を見出そうとするプロセスが重要だとされる。まずは双方の側からの情報提供が、すなわち、医療者側からは専門的な医療情報が提供され、患者（及び家族）からは患者独自の人生設計が提示されたあとで、さらに話し合いを続け、最終的には当事者すべてが納得できるような医療方針をめざすものである。治療方針決定への患者の主体的参加を支えていくためにも、患者の傍らにいる、患者の気持ちを和らげる、独りではないとの安心感を与える、といった医療者がもつべき姿勢こそが大切であると清水氏は強調する。[28] 浜渦辰二氏は、個人の自律性を重んじる「正義の倫理」と、人間同士の相互依存関係を重視する「ケアの倫理」をつなぐものとして、日本における「家族（及び友人）の役割」の重要性を指摘する。浜渦氏は、日本医師会第Ⅸ次生命倫理懇談会『「ふたたび終末期医療について」の報告』（二〇〇六年）で示された、日本においてはまだ、患者は家族などとの関係性の中で医療方針のあり方を決定していくことから、医療者は、患者単独の自己決定を重んじるだけではなく、家族などとの関係性も顧慮しつつ話し合いを進めることが重要であるとする方針を支持している。[29] 筆者も、患者の意思決定能力がある場合であっても、家族などを終末期医療の決定の場面で切り離すことは、日本人患者のQOLにとって益とはならないと考える。また、患者が意思決定能力を欠く場合、周囲の者が「本人の意思」に沿う形で意見表明をしうるか否かが問題となるであろうが、本人の個別性、内面性を知っている可能性が高い家族などを代理者として認めるのが現実的であると思われる。その際、代理者の条件として、患者との関係性、同居などの物理的条件、その語りにどれだけ患者個人の固有性が表明されているか、親密さ、証言の時間的近さなどが検討されるべきであろう。一方、家族などによる代理の危険要因として、家族同士の不一致[30]、手間や迷惑、遺産の問題[31]、精神的、経済的負担が前面に出ること[32]、はやく終わりにしたいという隠された動機なども検証されなくてはならないであろう[33]。

しかし、こうした家族などとの共同決定の提言とは別に、現代の社会現象の縮図である医療現場においては、「治ったら勝ち、治らなかったら負け」といった風潮が強い、という中川恵一氏による指摘もある。また、「個性ある私」の方に意識が向くばかりで、自分の身に災難が降りかかることに意識が及ばない人々が増えてきているという、養老孟司氏による指摘もある。そうした要素が重なり合って、たとえば、仕事に向けられた自分の描いたライフワークのビジョンからなかなか抜け出せずに、死ぬに死ねないで最期まで生きることを追い続けるケースも多いと言う[34]。

以上、「共同決定」と「家族などの役割」の重要性、及び医療現場における風潮や国民の死に対する意識の指摘を踏まえたうえで、筆者は、二つのアプローチが今後求められるのではないかと考える。日本において、「相互依存」と「自律」をともに支えるような「人間の尊厳」概念が、一般の意識に定着することがいまだ現実的でないならば、そうした統一的「第三の概念」を追求するのではなく、まずは「相互依存」と「自律」の思想をそれぞれに「深化」、「拡張」させることの方がより実際的である。その場合、まず一つめのアプローチとして、「相互依存」の思想を、ドイツ的考え方に従って、私たちは誰もがもともと依存的であったのであり、これからもいつそのような依存状態に陥るとも限らないとの「共属性」の意識にまで深化させる必要性があるだろう。たしかに「人間は死体になったら平等だ」という日本的平等さというものもあるかもしれない。[35]しかしそれは、死に向き合っている患者の生活を支える考え方としては適当ではない。むしろ、生きている間も私たちは潜在的に依存状態にある点で等しいという考え方を根底に置きつつ、終末期医療のあり方を検討していくことが今後望まれるのではないだろうか。もう一つのアプローチは、代替医療における患者像であろう。そこで患者が有する主体性とは、「意思決定の主体性」というよりは、むしろ「行為の主体性」というべきものである。西洋医学における患者像のように、相談の上治療方針を決定し、あとは受け身的に手術、放射線、抗がん剤投与などを受けるというのではなく、たとえば、ホメオパシー、食事療法、断食療法、温泉療法、ハーブ療法、音楽・絵画療法、イメージ療法、気功、森林浴、瞑想などにおけるように、自らが行動することにより、治癒のプロセスにおいて主体となっているといった患者像がそこにはある。[36]終末期患者の中には、意思決定を表明したり、話し合いの中で自らの人生観・価値観を物語ったりする中に主体性を認めるというよりも、むしろ、多くの言葉を発しないまでも、行為の中に主体的価値観を示す人も少なからずいると考えられる。代替医療において、自らの行為の中に主体性を見出すという側面を尊重することにより、患者の全人的ケアの中で、患者の多種多様な関心に応じて、たとえば、代替医療、ハイキング、散歩、買い物など患者自らが選択できる幅をさらに広げていくことが、死を迎えなくてはならない患者の主体性意識向上のためにも役立つのではないだろうか。

おわりに

以上、「自律」思想の意義を認めつつ、日本の医療現場の現状にできる限り対応しうる倫理的態度のあり方を検討してきた。「自律」思想の背景のひとつには、各人が自由に自らの「幸福概念」を形成することができるというカントの思想があるのであり、そうした考え方は、近年のドイツの終末期医療を巡る報告書における「個人の幸せ」の見解にも示されている。こうした「自律」思想の意義は日本においても、患者の現状理解の問題や過剰医療の問題などを抱える医療現場にあって、今後も引き続き強調されていかなくてはならない。しかしその一方で、臨床現場に長年携わってきている大井氏からは、日本における「自己決定」実現の困難さ及び「他者とのつながり」を重んじる傾向が指摘されている。ドイツの倫理学者にも、自律偏重のアメリカ系の生命倫理とは一線を画そうとする姿勢が明らかに認められる。今こそまさに、「相互依存」と「自律」の思想を相互につなげるような考え方が求められているのではないだろうか。目下の筆者の考えは、第三の概念に統合するというよりも、両思想をそれぞれに深化、拡張させることがまずは必要なのではないかという点にある。その際、一方では、ドイツにおける「共属性」の意識が、他方で、代替医療における「行為の主体である患者像」が参考になろう。前者を通じて「相互依存」の思想を深化し、後者を下に「意思の主体性」を「行為の主体性」にまで拡張することで、両思想の一体化に私たちは近づくことができるのではないだろうか。そうした観点の下、「共同決定」及び「家族などの役割」を重んじつつ終末期における治療方針の決定がなされることが今後望まれると考える。

注

(1) 終末期医療に関する調査等検討会「終末期医療に関する調査等検討会報告書」厚生労働省医政局、二〇〇四年。

(2) 読売新聞「末期ガン　治療　家族意向を優先」、二〇〇七年二月二六日朝刊、一面。

(3) 季羽倭文子『がん告知以後』岩波書店、一九九三年、一四頁。

(4) 山岸明子「付録　コールバーク理論の新しい展開——主としてギリガンの批判をめぐって」、L.コールバーグ『道徳性の形成——認知発達的アプローチ』永野重史監訳、新曜社所収、一九八七年、一九四-二〇〇頁。

(5) Gutmann 2002, S. 172.

(6) Leist 1996, S. 10.

(7) Müller 1997, S. 148.

(8) Kant, I.: *Menschenkunde*, Kant's Gesammelte Schriften, Akad. -Ausg. Bd. XXV, 855. 本書、第一章三-2

参照。

（9）Kant, I.: *Anthropologie Friedländer 3. 3 [Ms. 400]*, Kant's Gesammelte Schriften, Akad. -Ausg. Bd. XXV, 474-475, 519. 本書、第1章二－1参照。

（10）Kant, I.: *Menschenkunde*, Kant's Gesammelte Schriften, Akad. -Ausg. Bd. XXV, 1081, 1143.

（11）Gutmann 2002, S. 172.

（12）船木祝「がん告知を巡る日本的特徴と問題点」、文化女子大学紀要　人文・社会科学研究一六、二〇〇八年、九〇頁。

（13）Deutsche Bundestag (Hrsg.), Zwischenbericht der Enquete-Kommission Ethik und Recht der modernen Medizin. Patientenverfügungen, 2004, S. 17.

（14）Ministerium der Justiz Rheinland-Pfalz/Bioethik-Kommission des Landes Rheinland-Pfalz (Hrsg.): Sterbehilfe und Sterbebegleitung. Ethische, rechtliche und medizinische Bewertung des Spannungsverhältnisses zwischen ärztlicher Lebenserhaltungspflicht und Selbstbestimmung des Patienten, 2004, S. 52-54.

（15）中川恵一、養老孟司『自分を生ききる――日本のがん治療と死生観』小学館、二〇〇五年、七一－七二、七六、一二三、一二五頁。

（16）中島みち『「尊厳死」に尊厳はあるか――ある呼吸器外し事件から』岩波書店、二〇〇七年、一一六頁。

（17）大井玄『終末期医療Ⅱ――死の前のクオリティ・オブ・ライフ』弘文堂、一九九三年、七二－七三、一一一－

一二一、一七七-一七八頁。

(18) 大井玄『「痴呆老人」は何を見ているか』新潮社、二〇〇八年、四三、一六二、一八六頁。

(19) Leist 1996, S. 10.

(20) 船木 2006, 三〇-三二頁。

(21) Wildt, A.: Solidarität, in: *Hitorisches Wörterbuch der Philosophie*, Bd. 9, Schwabe & Co. AG: Basel, 1004-1015, 1995.

(22) Rauscher, Anton: Solidarität, in: *Staatslexikon*, Bd. 4, Verlag Herder Freiburg im Breisgau: Freiburg/Basel/Wien, 1191-1194, 1988 u. 1995.

(23) Deutscher Bundestag, Referat Öffentlichkeitsarbeit (Hrsg.): Schlussbericht der Enquete-Kommission "Recht und Ethik der modernen Medizin", Berlin, 2002, S. 25.

(24) 松田純「解説」、ドイツ連邦議会審議会答申『人間の尊厳と遺伝子情報——現代医療の法と倫理(上)』松田純監訳、知泉書房所収、二〇〇四年、二一三-二一七頁。

(25) Müller 2004a, S. 44, 51. 本書、第三章四-3参照。

(26) Müller 2004a, S. 56-57. 本書、第三章四-3参照。

(27) 浜渦辰二「生と死をケアすること——ケアの現象学的人間学から」、哲学五八、二〇〇七年、九一-九二頁。

(28) 清水哲郎『医療現場に臨む哲学』勁草書房、一九九七年、七一-七六、九三頁。

(29) 浜渦辰二、前掲論文、九二頁。

(30) 甲斐克則「終末期医療における病者の自己決定の意義と法的限界」、飯田亘之、甲斐克則編『終末期医療と生命倫理』太陽出版所収、二〇〇八年、五二頁参照。

(31) 井形昭弘「今、なぜ尊厳死か」、医療教育情報センター編集『尊厳死を考える』中央法規所収、二〇〇六年、一〇七頁。

(32) 甲斐克則『尊厳死と刑法』成文堂、二〇〇四年、一一八頁。

(33) 中島みち、前掲書、一八六、一九二頁参照。患者意思と患者家族の考え方の問題との関連で、意思表明できない患者の文書による「事前指示書」(リヴィング・ウィル等)は重要、かつ複雑なテーマであるがゆえに、本章で立ち入って論じることはできない。「患者の事前指示書」に纏わる、国民への普及度、法的効力、有効期限、更新・撤回可能性、患者の予見可能性、意思の流動性、医療スタッフによる説明の必要性、適用症例の種類・範囲、社会的圧力等の問題は、別稿で取り扱うべき問題であろう。

(34) 中川恵一、養老孟司『自分を生ききる—日本のがん治療と死生観—』小学館、二〇〇五年、七一-七二、七六、一二三、一二五頁。

(35) 養老孟司『死の壁』新潮社、二〇〇四年、四六-四七頁。

(36) 小松奈美子『統合医療の扉——生命倫理の視角から』北樹出版、二〇〇三年、六二、七一-七二頁。

第五章　人間関係から見た安楽死是非の再考

はじめに

安楽死を巡る近年の議論では、主に二つの動向が指摘できる。第一は、致死薬の投与による積極的安楽死と延命治療停止等による消極的安楽死の旧来の区別を否定する、というものである。このような区別を否定することからは、前者に当たる行為を倫理的に容認する立場と、前者と後者のどちらをも倫理的に否定する立場とが出てくる。第二の動向として、安楽死に関して人間関係という側面からの検討がなされている。すなわち、安楽死政策が医療者と患者及び家族との相互的な関係性に対して及ぼす影響、そして、医療者と患者間の信頼関係構築という観点からの考察である。本章では、とくに二つめの動向に注目したいと思う。

まず、第一の動向と第二の動向を示している日本の代表的論者による論述を検討する。そして、そこにある共通点と相違点、さらには注目すべき指摘を提示する。次に、終末期医療のあり方を人間関係という観点から考察している更なる論述を検討することで、いくつかの有意義な視点を提示する。そのために、終末期医療を巡るドイツ語圏における論考を分析する。なぜなら、ドイツは近年、終末期医療の決定に関して可能な限り、患者本人の意思を反映させようとすると同時に[1]、医療者と患者及び家族の相互的な人間関係のあり方の模索を続けてきたからである。そのためドイツでは、積極的臨死介助（積極的安楽死）容認が医師・患者間の人間関係に影響を及ぼすという観点からの検討だけではなく、医師・患者間の信頼関係の本来育まれるべき場面について、掘り下げられた考察がなされているのである。

一　安楽死に関する日本における代表的論者の見解

1　「耐え難い苦痛」緩和のための「積極的に死をもたらす行為」容認の論理的可能性

清水哲郎氏は、旧来の「積極的安楽死」と「消極的安楽死」の区別を、「積極的に死をもたらす介入（安楽死）」と「徒《いたずら》な延命・生命維持等の治療中止・不開始」の区別と言い換え、それに関して次のような分類をする。栄養補給の不開始・中止、及び呼吸器の不開始は後者に、呼吸器の中止は前者に属する、と[2]。「新たな栄養パックを補給しない」ことは、しないこと、すなわち不開始である。これは、「それがなければ死に至ってしまう人をこれまで支えてきたその支えをやめること」であり、「積極的に死をもたらす行為」ではないとされる。これに対し、呼吸器を外すという行為は、「スイッチを切るとか、管を抜くというように、何かをすることであって、何かをしないことではない」。かつ、「身体＋呼吸器」

は「一つの全体的な統合を形成している」がゆえに、それを外すことは「全体的統合を積極的に崩すこと」、つまり「積極的に死なせる行為」に分類される、と。[3]「積極的に死をもたらす」安楽死とは、「『耐え難い苦痛からの解放』を目的とし、それを達成する手段が『死なせる』以外にないという場合に、死なせる行為をすることによって結果するものである」と説明される。そして、「『死なそうと意図する』のでなければ『苦痛の緩和を意図する』こともできなくなってしまう」ような仮想状況においては、やむをえず「積極的に死をもたらす介入」が論理的に認められる余地があると述べられる。[4] このような事態として清水氏は、とりわけ精神的苦痛のケースを想定する。それは、「身体の痛みを理由として『死なせる以外に緩和の手段がない』という状況は現在では考え難くなっている」からである。精神的苦痛のケースにおいて、患者が一貫した価値観に基づいて「自分の生にはもはや意味がない」と判断した場合、それでもケアを強要することは、「医療者のもつ価値観を患者に押し付けていること」になるのである。[5] このように清水氏は、「理論的には安楽死が許される場合」があることを認める。そのうえで、「実践的には安楽死を0にすることを目指す」と述べられる。[6]

2　「苦痛緩和」のために死を招来させる行為の倫理的否定

立岩真也氏は、清水氏がシンガーを引き合いに出して論じた箇所[7]を引用して、積極的行為と消極的行為との間にはそれほど大きな違いがないことを認める。すなわち、「消極的行為に分類される治療停止などは、実施する者からいえば決して消極的なものなどではない。機具を外す、スイッチを切るといった一連の積極的所作なのである」[8]。そのうえで、立岩氏は、「致死性の薬物を与える」ことで死を招来させることと、「救命・延命のための治療を停止させる、処置を行なわせない」こととを、双方ともに容認しないと言う[9]。立岩氏によれば、清水氏の立場は、「論理的には『死なせることが唯一の緩和の道である時に、死なせる行為をする』ことが倫理的に正当化される場合があり得る」というものである[10]。これに対し立岩氏は、「呼吸器外し」等と「致死薬の投与」は、ともに死なせるものに違いないから、倫理的に認められないという立場である。その主張の論拠として立岩氏が挙げるのが、「生と生の間の選択」と「生と死の間の選択」との相違である[11]。立岩氏によれば、たしかに、寿命が縮まるようなことがあっても、本人にとって気持ちのよいことを選ぶということは人生においてはありうることである。たとえば、気持ちがよいが命を縮める程に酒を飲むこと、命を延ばすための気持ちの悪い薬を飲まない、処置を行わないこと等である。これらの選択は「生と生の間」で行われている。そこではそれぞれの人の世界観なり人生観、価値観に基づいて、「私たちは思うことを言ってよい」。これに対し、「苦痛がマイナスだというのではなく、苦痛を伴う生がマイナスだ」と考える場合は、事情がまったく異なると言う。その場合には、死が選択される。苦痛というよくない状態に対して、生きないことを選択する。すなわち、苦痛を緩和するために死を招来する安楽死は、「生と死の間」で行われている選択である。これは、「生と生の間の選択」におけるケースとは区別されなくてはならない。人にはさまざまな世界観、人生観、価値観があって、たとえば、仕事、作品を残すこと等を他の何よりも重要だとする人もいる。なかには命を縮める程にこれらのことに没頭する人もいよう。しかしたとえどのような世界観、人生観、価値観であったとしても、それらのもののために死の想定の下に延命のための処置を受けないことは倫理的に容認できないことなのである。[12] このように立岩氏によれば、個人の人生観、価値観等の働く場面は生のただなかであると言う。積極的安楽死と消極的安楽死はどちらも死なせることには変わりなく、もしそれらを選択するとすれば、それは「生と死の間」の選択となる。したがって、どのような個人の意思をもってしても、致死薬投与だけではなく、延命措置の停止及び不開始も倫理的に許容できないとされる。

以上、清水氏と立岩氏の論争を検討してきた。いずれも積極的安楽死と消極的安楽死の間に従来のような仕方での明確な区別を設けていない点では一致している。そのうえで清水氏は、人工栄養補給不開始・中止及び人工呼吸器不開始の倫理的・実践的容認のみならず、人工呼吸器中止・致死薬投与による安楽死容認の論理的可能性を残した。これに対し、立岩氏は、それら一連の行為の倫理性に疑問を投げかけている。論点のひとつに、「耐え難い苦痛緩和」がある。清水氏は、死以外の手段では苦痛緩和がなされえない、とりわけ甚だしい精神的苦痛という仮想状況では、「耐え難い苦痛緩和」のための死を意図する行為の論理的可能性を倫理的には容認せざるをえないと言う。一方立岩氏は、苦痛緩和のために死を結果的に招来させる行為は倫理的に容認できないとする。

3 人間関係という新たな論点

清水氏と立岩氏の前述の論争においては、安楽死の積極的動作及び消極的動作について、また両者の医学的作用の見地からの考察が展開されている。そして「耐え難い精神的苦痛」緩和の原則に関して、哲学的な考察が展開されている。一方、坂井昭宏氏は、「人間関係」という別の観点から、安楽死の問題に取り組んでいる。それは、坂井氏がその立場を基本的に支持する、トム・L. ビーチャム（Tom L. Beauchamp）の見解を分析する中で展開される。

まず、ビーチャムによれば、「死を意図したかどうか」といった意図、もしくは医療行為の因果性に拠るのでは、積極的安楽死と消極的安楽死とを区別するのは困難であると言う。そして「患者―拒否説（Patient-Refusal Hypothesis）」という第三の道が注目される。それは、患者の自己決定により正当化されるのは、治療拒否に基づいて「死ぬに任せること」までであって、「殺すこと」にまでは及ばないとするものである。[13] しかし、ビーチャムは『生命医学倫理』（一九七七年）で提示したこの立場をその後修正する。すなわち、論考「医師の介助による死の正当化」（一九九七年）において、「患者の治療拒否」だけではなく、「患者の死の介助」も道徳的に容認されうる余地があるとした。その際ビーチャムが新たに注目したのは、医師・患者間の信頼関係である。たとえば、白血病患者の死の介助事件における、ニューヨーク州の内科医ティモシー・クィル（Timothy E. Quill）と患者ダイアンとの関係である。「クィル博士はダイアンのことをよく知っており、長期にわたって彼女を診察してきた」。患者と医師とのそのような緊密な関係が構築されている場合には、積極的安楽死は最期のケアのあり方になるとされる。[14] もちろん、患者と医師との信頼関係が構築されていないような場合には、医師による死の介助は「隔離され孤立した死、人生に意味を与える人間関係から切り離された死になりかねない」という批判もある。[15] これに対しビーチャムは、医師との信頼関係にありながらも、生命維持装置を取り外すことでは死を迎える可能性をもたない患者のケースについて論じる。このような患者に対して、「自然に死を迎えるまで、緩和治療を施すことしかできない」と医師が宣告することは、患者に「望まない人生を生き続けることを強制する」がゆえに、「患者の権利を侵害」することになるのである[16]。立場変更後のビーチャムは、こうした患者の権利を守るための積極的安楽死には道徳的に認められる余地があるとした。ただし、「乱用と誤用」によって社会にもたらされる危害を考慮して、今のところ法政策上、積極的安楽死は合法化しない方がよいとビーチャムは考える。合法化による悲惨な結果が発生する信憑性と、乱用防御策については、今後検証されなくてはならない[17]。

坂井氏による以上のようなビーチャムの議論の要約は、終末期医療のあり方について注目すべき着眼点を提示していると思われる。すなわち、医師・患者間の関係性のあり方如何《いかん》によっては、安楽死に関する道徳的評価が変わってくる、というものである。もし、患者との信頼関係が構築されているとするならば、積極的安楽死は最期の医療措置であることになる。信頼関係があるならば、患者の死の介助は患者の孤立した死ではなく、患者に対する援助になるのである。

二　積極的臨死介助容認論の人間関係に及ぼす影響

ドイツは近年、終末期医療の決定に関して、可能な限り「患者本人の意思」を反映させようとすると同時に、医療者と患者及び家族の相互的な人間関係のあり方を模索し続けてきた。中でも医療問題を扱う際、関係主義的側面の重要性を強調している論者として、哲学・倫理学者のライストとミュラーをとり上げる。次に、哲学者、倫理学者としてのみならず、神学者の立場から医療問題における人間同士の関係性を論じたロベルト・シュペーマン（Robert Spaemann）の見解を、患者個人の自律原理を重視する立場から批判する哲学・倫理学者のディートリッヒの論述を検討する。最後に、緩和医療の立場から医師・患者間の信頼関係を模索している脳神経外科医のツィーガーらの論述を考察する。[18] これらの論者は、積極的臨死介助（積極的安楽死）と消極的臨死介助（消極的安楽死）の区別を堅持した議論を展開する。

医療倫理の議論においては、積極的臨死介助（積極的安楽死）容認の論拠として、主に「耐え難い苦痛」緩和と「患者の意思」尊重という二つの原則が挙げられる。そこでライストとミュラーとディートリッヒの論述は、次の観点からなされる。これら二つの原則のどちらに依拠するかに応じて、医療者と患者及び家族間の相互的な人間関係にどのような影響があるか、という観点である。ツィーガーらの論述には、医療者と患者及び家族間の信頼関係構築のための地盤を、「耐え難い苦痛」緩和と「患者の意思」尊重という原則が立てられる以前の地平に見出そうとする基本的発想がある。

そこでまずは、「耐え難い苦痛」緩和の原則、もしくは自律原理が立てられたことにより、積極的臨死介助容認論が医療現場における人間関係にいかなる作用を及ぼすか、という観点からのライストとミュラーの論述を検討する。

1 「耐え難い苦痛」緩和のための積極的臨死介助容認論への批判（ライスト、ミューラー）

ライストは、積極的臨死介助（積極的安楽死）容認のための「自律モデル」と『配慮モデル」とを比較検討する。「自律モデル」とは、「各人は自死への権利を有する。各人はこの権利を有するがゆえに、必要のある場合には、誰か他人に代わりに殺害してもらうように請求する権利をも有する。そして、医師はその必要性の医学的状況を判断し、人間を苦痛なしに殺害するための最もよい対処能力をもっている。それゆえ、死ぬ意思のある人は、医師に自死への権利を委譲することができる」というものである。「配慮モデル」とは、進行し、不治であるといった「病気の条件が満たされる」か、「耐え難い苦痛」がある場合、医師の患者に対する配慮に基づいて積極的臨死介助は道徳的に正当化される、という見解である。[19]

まずライストは、末期患者の置かれている状況を考察の出発点とする。末期患者の多くは、「絶望、ショック、硬直状態、非現実的希望、怒り、鬱状態、不安、パニック、それに、方向づけのできない状態、すべてをなるように任せる状態」に陥っていることが想定される。[20] このような状態では、自律は次のような形で変容してしまう可能性が高い。一つは、「患者が、〔自分を〕配慮（Fürsorge）する殺害権を医師に与え」てしまうことであり、もう一つは、「決意の自由が患者から医者に完全に委譲され」てしまうことである。[21] このように終末期医療現場においては、「自律モデル」が「配慮モデル」にとって代わりやすい土壌がある。それゆえ、積極的臨死介助を容認する上の二つのモデルを比較した場合、ライストは、後者のモデルの方がより深刻な危険性を孕んでいることを指摘する。もし終末期医療現場で「配慮モデル」を前面に押し出す議論が展開されるとするならば、「配慮ある決意という物の見方の方が広ま」っていき、ひいては「病気の条件が満たされる」か、もしくは、耐え難い苦痛がある場合には積極的臨死介助は道徳的に正当とされるという見解が優勢になっていくのではないか、と危惧されるからである。すなわち、「配慮モデル」は論理的には成り立つとしても、実際には、苦痛や「病気の条件の方が優先されて、意思の条件が縮小解釈されるか……、もしくはまったく無視される」といった危険な「滑り坂」を引き起こしかねないモデルなのである[22]。

このようにライストは、「耐え難い苦痛」緩和のための積極的臨死介助容認という態度決定は、医師・患者間の人間関係に大きな影響を及ぼすと考える。終末期患者に対してはますます医師への権利委譲の傾向を促すことになり、患者の「耐え難い苦痛」に心を配る医師の方でも致死薬投与への垣根が低められることが危惧されるのである。したがって、人間関係という観点から見るならば、「配慮モデル」は道徳的に容認できないものだと言えよう。ライストによれば、終末期においては自律が危うくなる可能性が高いがゆえに、それゆえにこそ、「医療倫理の最も重要な根本価値としての患者の自律[23]」を上位に置くことが必要だと言う。ただしその一方で、「自律モデル」の現実的な成立基盤が確保されていない現段階にあっては、それに基づく積極的臨死介助容認論を展開することもライストはしない。

ミュラーも、ライストと同じく、末期患者の心情のあり方を考慮に入れることを考察の出発点とする。すなわち、末期患者が積極的臨死介助を望む動機は、必ずしも自らの自由や価値の実現ではない。自殺にまつわる「厄介や不確かさへの恐れ」、「自分の死に対する責任を自らひとりで引き受けずにすませ、そして保証してくれる『専門家』のイニシアチブによって……その責任から免れたいという願望」が動機となっていることが多いと言う。[24] もし、「耐え難い苦痛」を前面に出す論調が広まるとするならば、このような患者を前にした医師の方でも、患者の自由意思実現というよりは、むしろ「苦痛を終わらせる」という動機の方を重要視するようになるのではないか、とミュラーは危惧する。[25] このようにミュラーも、「耐え難い苦痛」緩和のための積極的臨死介助容認の態度決定が医師・患者間の相互的な人間関係に及ぼす影響を注視し、その容認に対しては否定的立場をとる。

以上、ライストもミュラーも「耐え難い苦痛」を前面に出す議論の孕む危険性を指摘する。それでは、「自律原理」を前面に押し出す議論に問題はないのであろうか。次に、人間関係から見た「自律原理」のもつ問題性、とくに周囲の者による「社会的圧力」の問題に関するディートリッヒの考察を辿る。

2 「自律原理」に基づく積極的臨死介助容認論（ディートリッヒ）

ディートリッヒは、自律原理に基づく積極的臨死介助容認論に対する批判を検討する。それはすなわち、自律原理を出発点とすることで、かえって個人の自律が侵害されるという批判である。そうした批判を代表するものとして、ディートリッヒはシュペーマンの次のような見解をとり上げる。「もし、……殺してもらうことを法律が容認し、それを是認する風潮が強まるとするならば、高齢者、病人、要介護者は、家族や、介護士、市民が彼らのために工面しなければならない労力や費用、不自由の責任を自ら担わなくてはならないことになる。これらの人たちにこのような犠牲を代償として要求することは、もはや運命や慣習……ではなくなる。要介護者自身が、それらの犠牲を負わせるのである。なぜなら、彼はそれらの人たちをそこから解放することも簡単にできるからである。場所を明け渡すには自己中心的で臆病であるために、他の人たちを犠牲にすることになる。このような状況にあっていったい誰がそれでもなお生き続けようと思うだろうか[26]」。

このような形で患者が死の決定に追い込まれることが、いわゆる「社会的圧力（sozialer Zwang）」として取り沙汰されている事態である。ディートリッヒによれば、「社会的圧力」には次の四つがあると言う。一つめには、周囲の者の「無言の望み」を患者が察知することである。すなわち、家族や看護師・介護士に見受けられる「ストレスや過重な負担の様子」を見て、それを「負担から解放されたいとの要求」であると患者が解することである。二つめは、周囲の者のそうした望みを患者が実際に耳にすることである。三つめは、家族や看護師・介護士が「ののしったり、ドアをたたいたり、わざと待たせたりする」といった態度を通して、彼らの不満を患者に示すものである。そして四つめは、彼らが患者に「身体的虐待」を加える場合である[27]。ディートリッヒによれば、これら四つのうち最後の二つは、明確に患者「個人の自律」侵害の事例であると言う。身体的な虐待だけではなく、三つ目におけるように態度を通して「心理的虐待」を加えることも、患者の自律的決定を困難にするのである[28]。家族や看護師・介護士に甚だしく依存している患者が、三つ目のような周囲の態度に遭遇するならば、その生は耐え難くなるであろう。そうした苦痛から逃れるために積極的臨死介助を患者が望むことは、十分にありうることである。二つ目の事例では、明確にある行動をとるように期待されているとまではいえないが、そこでも患者が「意味のない生を続けている」とか、周囲の者に「無用の負担をかけている」として自分を責めることになる事態が十分に考えられる。したがって、家族や看護師・介護士に依存している患者が、周囲から否定的な言葉を耳にした後に示した、積極的臨死介助「決断における自発性」は、大いに疑問視されなくてはならないだろう。[29] 一方、ディートリッヒは、一つめの事例におけるように、周囲の様子から自分がある行動をとるように期待されていると患者がただ察知することは、「社会的圧力」とまでは言えないとする。[30] このように「社会的圧力」という側面を見るならば、シュペーマンが主張したように、自律原理を出発点とし、積極的臨死介助を法的・倫理的に容認することは、個人の自律を侵害すると言える。

しかしその一方で、ディートリッヒは、積極的臨死介助を容認しないことで、個人の自律侵害が生じるという別の側面も考察する。そして、明確で真摯な要請に基づく殺害を禁止している現行法は、「自らの生に何ら価値を見出していない重病の患者から重要な決定を下す可能性を奪っている」、と主張する。患者は自らの意思に反して、ただ「苦痛に満ちた屈辱的な」生を送り続けなくてはならない。「死をより小さな禍と見なしている」場合であっても、それでも患者は「苦痛や持続的不快、尊厳がないという感情」に耐え続けなくてはならないのである。このように、「個人の自律」侵害は現に起きている。これに対し、「社会的圧力」は「単に可能性として」想定された自律侵害にすぎない、とディートリッヒは言う。[31]

以上、自律原理を上位に置いて議論を展開するならば、積極的臨死介助容認論、否定論、どちらによっても自律原理侵害は起きることになる。このような考察を踏まえたうえで、最後にディートリッヒは自身の立場を表明する。その際注目するのは、消極的臨死介助のケースである。すなわち、もし「社会的圧力」がかかるという理由で積極的臨死介助を禁止するとするならば、その主張は消極的臨死介助にも向けられねばならないのではないか、ということである。たとえば、「在宅での介護を要する重病の患者」が、周囲からの圧力で致死薬の投与ではなく、治療停止をするように迫られることも十分に考えられよう。しかし今までのところ、延命治療の不開始・停止について周囲からの圧力で「個人の自律」が侵害されたという目立った事例は報告されていない[32]。こうした点を斟酌するなら、「積極的臨死介助合法化も道徳的に望ましい」と言える、とディートリッヒは主張する[33]。

このように、ディートリッヒは、臨死介助の社会的容認が、周囲の者と患者との人間関係に影響を及ぼすという観点から考察を展開している。すなわち、周囲の者による社会的圧力が患者にかかるのではないか、という観点である。そのうえで、消極的臨死介助を実施しているケースでは、そのような圧力が認められる目立った報告がないことを理由に、現行法下での積極的臨死介助を望む患者の自律侵害をむしろ重く見るべきだ、と主張する。

三　医療者と患者の信頼関係が成立する地平（ツィーガーら）

以上、「耐え難い苦痛」緩和及び「自律原理」という論点に基づく、積極的臨死介助是非を巡る議論を検討してきた。まず、「耐え難い苦痛」緩和を前面に押し出す積極的臨死介助容認論が検討され、そうした議論が孕む危険性が指摘された。「耐え難い苦痛」緩和に基づく積極的臨死介助容認論は、医師・患者間の人間関係に影響を及ぼす事態を重く見る場合には退けられることになろう。次に、「自律原理」を上位に置く場合、「社会的圧力」を重く見て積極的臨死介助を否定する立場と、消極的臨死介助にそれらの圧力が顕著には認められないとして積極的臨死介助を容認する立場の両方が導かれることもわかった。このような事態にあって、私たちはどのようにして方向性を模索すればよいのだろうか。この問いに応答するために、以下ではツィーガーらによる議論を検討したいと思う。

ツィーガーらはまず、積極的臨死介助に対する態度如何によって、治療停止を巡る医療者と患者及び家族間の人間関係が変わることに着目する。そして、医師―患者の信頼関係が成り立つ地平はどこにあるのかという観点から考察を展開する。

ツィーガーらによれば、医師と患者間の関係性の土台は、患者が自らの「意思の思うままにできる」ということではなく、援助を受けられることへの患者側の信頼である、と言う。そのためには何よりも、会話をする医療者の顔や眼の表情から、自分を「絶対に殺さない」という様子を、患者が感じ取れることが不可欠であると言う。そして患者が医師を信頼して援助を求めることができる程度に応じて、自分がほんとうに望んでいることを表明するという患者の自律も可能になるとされる[34]。

患者は死が差し迫ってくると、ますます「人間的な親密さや愛情への欲求」を募らせると言われる。もし、そのような中、「患者の自律」や「耐え難い苦痛」緩和に基づく積極的臨死介助の合理的裏づけが与えられるとするならば、そのことは、治療停止の場面においても変化をもたらすだろう。すなわち、終末期患者との関係において、次のような二つの「おぞましいシナリオ」が想定されるのである。[35]

一つめのシナリオは、幸福追求への絶望、「身体のコントロール力の喪失」、「身体的な変貌、衰弱、依存」といった患者の様子を周囲が見て取る中で、事前意思表明に代表されるような「患者の自律」を何よりも尊重しようとする周囲の態度から始まる。医師の側は、「患者の意思の充足のための助け手」となろうとするであろう。このように患者の意思の充足に重点的関心が向けられることで、かえって「二人が心を通わせる具体的な生活状況」は脇へ追いやられることになる。治療停止を望む事前意思があればなおさらのこと、医師の側でも患者の「生を保護」することよりも、患者の意思を尊重することへと方針を変えるだろう。その結果、患者の真の心情が吐露されないまま、患者の気持ちとは裏腹の「孤独な病衰と苦悩」の可能性が高まることになる。[36] このような論述におけるツィーガーらの主な着眼点は、「社会的圧力」ではなく、医師・患者間の信頼関係が本来育まれるべき場面に向けられている。

二つめは、患者の「耐え難い」実存的苦痛に対する直接的な防護策として、積極的に「死を意図する行為」を容認するために合理的裏づけが与えられる場合に起こりうる。そのような場合、治療停止の場面においても影響が起こりうる。すなわち、「生きていても意味がない」という患者の言葉を耳にするとき、医療者の方でも苦悩の長いプロセスを共に担うよりも、延命措置を停止することを選択する傾向が高まらないとはいえない。ツィーガーらによれば、「耐え難い」実存的苦痛の訴えは、援助に依存する患者が十分な愛情のこもった心遣いを経験していないことの裏返しであったり、「途方に暮れ」、悲しみを押し殺している家族を見るに忍びないことの表れであったりすることが多いと言う[37]。家族は共同決定者というよりは、共に苦悩する存在である。家族にとって患者の光景はむごく感じられ、それを見ることは耐え難いものである。家族も人間相互間の心情的な交わりを求めている。そのような場面でさらに、医師が「耐え難い」実存的苦痛に基づく生命停止を容認しているとしよう。その場合、医師との対話においてはどうしても治療停止へと向かう力学が働くことになろう。すると患者や家族は苦悩が解かれないまま死の場面を迎える可能性が高まることになる。

このような論述を通じてツィーガーらは、患者の「耐え難い」実存的苦痛に基づく臨死介助容認の指針が、人間関係に及ぼす影響から論を展開しているだけではなく、そのような苦痛が緩和されるための本来あるべき人間関係のあり方を示そうとしている。こうした人間関係が働く場面は、「患者の自律」や「耐え難い苦痛」緩和に基づく臨死介助容認という原則が立てられた後の医師・患者間にではなく、むしろ、それに先立つところにある。

まず、積極的臨死介助のための「患者の自律」ありきということになると、患者の表層的意思表示に基づいて、治療停止の判断を下すことにつながりかねない。むしろ、医師の「最期まで援助しようとする」姿勢の下での、患者と心を通わせる具体的生活場面においてこそ、医師―患者の信頼関係が成立するのである。そうした人間関係においてこそ、ほんとうの望みを表明するような「患者の自律」も可能になると言える。

次に、「耐え難い苦痛」緩和による積極的臨死介助容認という原則が先立つならば、生に対して絶望している患者の様子を見て取る周囲の者は、そのことによりかえって、生命終結への決定にますます傾くことになりかねない。だから、医療者と患者及び家族との人間関係は、医療者側が苦悩の長いプロセスを共に担う姿勢を示すことを出発点とするものでなければならない。自らも十分な愛情のこもった心遣いを受け、家族の苦悩も軽減されている様子を見ることで、患者の実存的苦痛や内面的苦悩も緩和される可能性も高まると言えよう。

また、このようなツィーガーらによる考察を踏まえるならば、次のように述べることができよう。積極的臨死介助に対する医療者の態度は、消極的臨死介助との垣根が低いとされればされるほど、治療停止の場面においても影響を及ぼすように思われる。そのためまずは「死を意図しない」という態度を、積極的臨死介助論議にあってもちうるかどうかが問われるだろう。そのうえで、積極的臨死介助と消極的臨死介助を区別することではじめて、「死を意図しない」場面を精査、抽出することができるのではないだろうか。

おわりに

終末期医療の決定の問題について、医療現場における人間関係という側面から考察を進めてきた。ある指針が医療現場に投げ込まれたとき、そこにある人間関係にさまざまな影響を及ぼすという観点は見過ごすことのできない点である。この観点を重視するならば、まず、「耐え難い苦痛」の緩和に基づく積極的臨死介助容認論は後退しなくてはならない。次に、「自律原理」に基づく場合には、賛成・反対の両論が導かれることになる。そのような中、ツィーガーらによる関係主義的考察の特徴は、「患者の自律」もしくは「耐え難い苦痛」緩和の原則が立てられた後の医師・患者間の人間関係のあり方ではなく、それらの原則が立てられる以前の医師・患者間の信頼関係のあり方に着目している点にある。それは、「自律」が可能になり、「苦痛が緩和される」のに寄与しうる人間関係の位相を指摘するものだと言えよう。すなわち、苦悩の長いプロセスを共に担うという姿勢を医療者が示した上での親密な会話や、心を通わせる具体的な生活状況の中で育まれる人間関係の位相である。筆者も、人間関係という視点から考察する限り、こうしたツィーガーらによる指摘を斟酌して、積極的臨死介助は否定されなくてはならないと考える。

しかし、かりにそのような心遣いと家族の苦悩緩和の試みがなされたとしても、それでも軽減されないような「激しい苦悩の中にある患者に対して、積極的臨死介助……を拒絶することに、いったい何の意味があるのか」という問いが立てられよう。これは、清水氏や、坂井氏の論述におけるビーチャム、そしてディートリッヒまでもが投げかけている問いである。

この問いに対する、人間関係の観点から見た、ミュラーによる返答を最後に指摘して章を閉じたい。こうした患者に対して、私たちは「緩和医療、特殊な状況に適《かな》った人間相互の徳をはっきりと示すこと、畏怖、誠実、忍耐、感情移入、信頼関係、ユーモア等々」の手だてを最後まで尽くすべきであり、それが必ずしも患者の苦痛を取り除くとは保証できないとしても、そうしたあり方を最後まで続ける人間関係そのものは、患者及び周囲の者双方にとって倫理的に無意味とは言えないと、ミュラーは述べている[38]。

注

（1）ドイツにおいては、積極的臨死介助（積極的安楽死）は刑法二一六条（嘱託殺人罪）により禁じられる。一方、死にゆく者の延命処置の不開始・中止、いわゆる消極的臨死介助（消極的安楽死）に関しては、患者の現実的、もしくは推定的意思に基づいて正当化されるとの指針が出されている。患者の意思を極力尊重しようとの「患者の推定的意思」を巡るドイツの動向については、拙稿を参照（船木 2007, 二頁）。なお、ドイツでは、「安楽死（Euthanasie）」という用語は、ナチを連想させるためその使用が回避され、その代わりに「臨死介助（Sterbehilfe）」という言葉が使われている（盛永 2007, 三六頁）。

（2）清水 2005, 一三、二〇頁。

（3）同、二〇頁。

（4）同、一六頁。

（5）清水 2000, 八四－八五頁。

（6）清水 2005, 一八頁。

（7）清水 2000，九三頁。
（8）立岩 2004，八六 - 八七頁。
（9）同、八七、九四頁。
（10）同、九〇頁。
（11）同、九二頁。
（12）同、八八、九二 - 九三頁。
（13）坂井 2004，一九四頁。自己決定の要求は、患者が「彼の意思に反した医学的治療を受けないことへの要求」、つまり、「危害を受けないこと（Unvershrhiet）への権利」要求であり、「殺害や自殺をある条件下では是認する」人が、単なる「侵害の不作為とは異なり、他人の実行と働き」までも要求することは、「自律が要求できる許容範囲を超えている」、という議論については、拙稿を参照（船木 2006，三二頁）。
（14）坂井 2004，一九五 - 一九六頁。
（15）同、一九七頁。
（16）同、一九八頁。
（17）同、一九九頁。
（18）ドイツでは、二〇〇九年七月に事前指示（リヴィングウィル）法が可決し、同法は二〇〇九年九月施行となった。それまでドイツでは、事前指示法制化をめぐって激しい議論がなされた。事前指示法制化に至るまでの経緯と背景に関しては、以下の文献を参照（松田 2012；山本 2006）。ツィーガーらは、こうした動きの中、看取りのケアを強調する立場から、事前指示に対して次のような警告を発している。「事前指示は、個人の自律獲得努力を優先することにより、人間の生命の基本的な処分不可能性を形式的、機械的に制限する。また、……医師・患者間の信頼関係に根差す他者に対する配慮を侵害する」。すなわち、人間同士の関係性を支えるべき「生命保護、医師・患者間の関係性の地平、他者に対する配慮原則」といった側面を、個人の自律の過大評価に基づく事前指示の法制化は、後退させることになると警告している（Zieger et. al. 2012, S. 1, 4)。

（19） Leist 1996, S. 8, 22.
（20） Ebd. S. 36.
（21） Ebd. S. 24.
（22） Ebd. S. 22, 25.
（23） Ebd. S. 13.
（24） Müller 1997, S. 151.
（25） Ebd.
（26） Dietrich 2009, S. 280; vgl. Spaemann 1997, S. 19-20.
（27） Dietrich 2009, S. 280-281.
（28） Ebd. S. 283.
（29） Ebd.

（30）Ebd.

（31）Ebd. S. 284.

（32）これに対し、医師・倫理学者・法学者ミヒャエル・パインティンガー（Michael Peintinger）は人工栄養補給中止に関して、社会的要因が大きな役割を演じることを強調する。すなわち、人工栄養補給中止という「慣例的な行為が自動的になされる」ような現場にあっては、「社会的孤立化」、「コミュニケーションの消失」等が、患者の人工栄養補給中止の決定要因のひとつになっているとされる（Peintinger 2004, S. 235）。

（33）Dietrich 2009, S. 286-287.

（34）Zieger et. al. 2012, S. 14.

（35）Ebd. S. 12.

（36）Ebd. S. 9, 12, 14.

（37）Ebd. S. 12.

（38）Müller 1997, S. 155-156, 191.

第六章　ヒト胚研究を巡る「人の生命」と「人類への利益」についての哲学的考察

はじめに

　ヒト胚研究を巡る近年の国際的な議論にあっては、ヒト胚は受精以降「人間の尊厳」の全面的な保護要求を有すると主張するにしても、あるいは「ヒト胚は人格ではない」と主張するにしてみても、それだけでは単なる水掛け論で終わってしまい、文化的な価値観の相違の大きさを単に印象づけるだけではないか、と危惧される。それゆえに、さまざまな異なる立場の論拠をひとつひとつ検討していく作業が必要だと思われる(1)。そこで本章では、まず日本におけるヒト胚研究を巡る近年の報告書、並びに意見書を検討し、それらの立場を裏づけている考え方を明確にする。次に、生命科学に関する法政策においては国際的にも厳格な国とされるドイツで近年発表された態度表明を検討し、日本での報告書との共通点、並びに相違点を明らかにしたい。以上の検討の結果、ドイツでの態度表明に提示されている三つの立場のうち、日本での報告書とも共通する立場にはひとつの共通した議論の展開の仕方があることが明らかになるであろう。それは、「人の生命」と「人類への利益」とを秤にかけて、それぞれの重さを量るという論法である。そうした検討結果を踏まえた上で、こうした論法を強く押し出しているドイツの法哲学者ラインハルト・メルケル（Reinhard Merkel）の見解と、それを反駁するヒューブナーの見解を検討する。そして、そうした比較考量の仕方において見過ごされているような概念的区別があるのではないか、という点についての考察を進めたい。さらに、ヒューブナーとはまた別の視点から、ミュラーによって指摘されている新たな概念的区別について考察したい。そうした議論の中に、「人の生命」と「人類の利益」との単なる比較考量に留まらないようなヒト胚研究を巡る今後の議論に向けての、ひとつの足がかりがあるのではないかと思われる。

一　日本における報告書、及び共同意見書について

ヒト受精胚、人クローン胚研究に関する日本における近年の状況は以下のようである。二〇〇一年九月、文部科学省によって施行された「ヒトＥＳ細胞の樹立及び使用に関する指針」は、「受精後一四日以内」の生殖補助医療の結果余った余剰胚の利用を、「基礎的研究」に限って承認するとする指針を告示している（第二条及び第六条）。二〇〇三年一二月二六日に内閣府総合科学技術会議生命倫理専門調査会によってまとめられた「ヒト胚の取扱いに関する基本的考え方（中間報告書）」の中で、委員の多

くは、さらに、「ヒト受精胚の研究目的での作成も例外的に容認されうる」とする一方で（IV. 2. c）、ヒト胚の研究利用のために作成される「人クローン胚」の作成・利用の是非に関しては判断を保留した（VI. 1）。これを受けて、同生命倫理専門調査会は、二〇〇四年七月二三日に「ヒト胚の取扱いに関する基本的考え方（最終報告書）」をまとめた。(2) ここでの議論の焦点は、不妊治療の結果、余ったヒト余剰胚の研究はすでに容認されていることを前提に、「研究目的のヒト受精胚の作成・利用」の是非、及び「人クローン胚の研究目的での作成・利用」の是非に置かれている（第二章三.（一）及び第三章三.（二））。そして、前者の「ヒト胚の作成・利用」に関しては、「生殖補助医療研究目的」でなら例外的に「容認しうる」とし（第二章三.（二））、後者の「人クローン胚の作成・利用」は、「難病等に対する再生医療の研究のため」には、「拒絶反応の問題の解決策として」、「基礎的な研究に限定して」、やはり「例外的に」容認しうるとした（第三章三.（一）及び（二））。当最終報告書は、ヒト受精胚の倫理的位置づけに関しては、前述の中間報告書の考え方を引き継ぎ、ヒト胚を、「『人』へと成長しうる『人の生命の萌芽』である」とする（第二章二.（三））。そして、研究のためにヒト胚を利用しうるための期間に関しては、「原始線条の形成前まで」という限定を設けた。それはつまり、原始線条形成期までは、ヒト胚の細胞は「多分化性を有している」がゆえに、「ヒト個体としての発育を開始する段階に至っていない」からである（第二章三.（一）及び第三章三.（二））。

以上のような当最終報告書における例外的容認の根拠とは、いったいどのようなものであるのであろうか。当報告書における論証の仕方にはひとつの特徴があるように思われる。つまり、そこでは、一貫して次のような比較考量がなされている。すなわち、一方で「人の存在や生命」というものがあり、他方で「人々の健康と福祉に関する幸福」というものがあり、両者が同列に置かれて比較考量されている。そうした比較考量の結果として、後者の方の重みが増したものとなっている。前者に関しては、ヒト胚は「人の生命の萌芽」であるとしても「『人』そのものではな」く（第一章一．及び第二章二．（二））、また原始線条形成までのヒト胚は「ヒト個体」とはいえないような法的地位しか有していないということから、その重みが軽くされる。後者に関しては、まずはヒト胚作成利用を巡って、これまですでに進められてきた「生殖補助医療技術」のさらなる「向上」という錘が（第二章三．（一））、それから、人クローン胚の作成・利用を巡っては、「拒絶反応の問題」解決の可能性といった錘がのせられたのだと思われる（第三章三．（二））。とはいえ、一方では「人の存在や生命」と、他方では「人々の健康と福祉に関する幸福」という両者をそのまま同じ天秤にのせて、双方の皿の錘を外したり、あるいは新たにのせることなどをして計量する方法が果たして妥当なものであるのだろうか。

こうした疑問は、五名の生命倫理専門調査会専門委員らによって提出された「ヒト胚の取扱いに関する基本的考え方　最終報告書に対する共同意見書」（二〇〇四年七月一三日）の中でも、次のように投げかけられている。「『人間の尊厳』と生命操作技術がもたらす『恩恵』とが、『秤にかけられる』問題かどうか」、「『恩恵』を引き合いに出して原則の例外を認めることができるかどうか、『人間（もしくは人間になる可能性のあるもの）の尊厳』よりも優先される『恩恵』はあるかどうか」、と（第一章二．）。当共同意見書は別の観点からもさらなる考察を進める。すなわち、当意見書によれば、「研究目的の受精胚の作成」においては、ヒト胚の生命の「芽をつみ取ることが予め想定されている」がゆえに、ヒト余剰胚研究に比べてみても、それには「余程の理由と根拠が必要とされる」と言う。そして、そうした根拠が当調査会での議論の中では「示されなかった」がゆえに（第二章）、「研究のためのヒト胚の作成」は、現段階では認められないと主張される。こうした叙述を見ても、当共同意見書は、他の目的のために人の生命を手段化する程度には、相違があると考えていることがわかる。また、「人クローン胚の作成・研究」に関しても、「胚の作成や利用の行為が人の生命の手段化……の危険をどれほど伴っているかという観点からの考察が重要である」と述べており（第一章一．及び第三章）、この叙述からも当該行為の「手段化」の度合いが高いという見解を示していることが窺われる。したがってその行為に対しても、一層適切な「科学的根拠」が求められるのである（第一章一．）。そうした根拠が示されるとするならば、「特定の難病の人々を救うために、……人クローン胚を作成・利用することが妥当であるというぎりぎりの倫理的判断がなされることがあるかもしれない」のであるが、しかし、現段階では「研究から期待され」ている「恩恵が現実となる保障はない」がゆえに、「人クローン胚の作成と研究」を解禁すべきではないとされる（第三章）。以上のように当共同意見書は、前述の最終報告書の中では指摘されていなかった次の二つの考え方を提示している。第一は、「人の尊厳、及び人の生命」と「生命操作技術によってもたらされる恩恵」との間には、同じ秤にかけて比較することができない位階上の違いがあるのではないかということであり、第二は、一方でヒト余剰胚研究と、他方で研究利用のためのヒト胚作成、及び人クローン胚作成利用において行われる手段化の程度には高低の違いがあるのではないかということである。しかし、第一の点に関しては、たしかに問題提起はされてはいるのであるが、その点を掘り下げて論じるには至っていない。第二の点に関しては、それを議論の中心に据えて、後者二つの、研究のためのヒト胚作成、及び人クローン胚の作成利用に関しては、適切な科学的根拠が示されるまでは解禁すべきではないとする見解を提示している。しかし、いかなる仕方で手段化に度合いがあるか解明するには至っていないと思われる。

二　ドイツにおけるヒト胚研究を巡る近年の議論
——日本との共通点と相違点

ドイツにおけるヒト胚研究を巡る立法上の近年の状況は、以下のようになる。まず、一九九一年一月より施行されたいわゆる「胚保護法」によって、生命維持以外の目的で、ヒト胚を「譲渡、取得、利用する」ことは、「三年以下の〔受刑者の自由を奪う〕自由刑もしくは罰金刑」でもって禁じられている（第二条一項）。そして、同法において、「他の胚、胎児、ヒトもしくは死亡した者と同じ遺伝形質をもつヒト胚が生まれる事態を人工的に生じさせる者は、これを五年以下の自由刑もしくは罰金刑に処する」（第六条一項）とあるように、人クローン胚作成が刑法によって禁じられている。ただし一方では、二〇〇二年七月より施行されたいわゆる「幹細胞法」よって、二〇〇二年一月一日以前に採取されたヒトES細胞株に限って輸入、研究利用することが容認されている。

こうした、厳格な刑法による足かせにより、科学研究技術のレベルが国際的競争の中にあって低下していき、ひいては難病の患者を救えない事態をもたらすのではないかという危惧から、ドイツ国内でも法改正への動きが見られるようになってきている。そうした情勢の中、ドイツ連邦政府の下、二〇〇一年に設立された国家倫理評議会が、「（態度表明）生殖目的のためのクローニングと医学生物学研究目的のためのクローニング」（二〇〇四年九月）を発表した。[3] 当態度表明は、研究用クローニングに関して以下の三つの立場、すなわち立場Ａ、立場Ｂ、立場Ｃを並列的に提示する。

立場Ａ：人クローン胚の作成研究のみならずヒト余剰胚研究も一貫して禁止

当該の立場は、まず、人の生命権を侵害することが許容されるケースがありうるのは、その人が他の生命を脅かしている場合なのであるが、ヒト余剰胚の場合、ヒト胚が生存し続けるからといって、他の生命が「危険」に晒《さら》されることはない、それゆえに、その生命権を侵害することは認められない、と主張する。[4] したがって、他者に対するこうした侵害がないにもかかわらず、ヒト胚の存在の「制限」のみならず、その「存在を終わらせる」ようなヒト余剰胚研究は認められない、とする。そして、「出生後の人」に比べてヒト胚は「人間の尊厳、及び生命権」を有する度合いが低いとする立場に対しては、前者に対しても「自我意識、感覚能力、もしくは行為能力」などのために基本権を認めているわけではないと反論する。[5] さらに、ヒト「余剰胚」研究に比べて、研究利用を「あらかじめ意図して」ヒト胚を作成する人「クローン胚」作成研究においては、「道具化」の度合いが著しく高いがゆえに、こうした行為を正当化しうるようないかなる他の目的もありえず、もしそうしたことが認められるとするならば、そのやり方はもはや動物実験の場合とあまり違わないことになるのではないか、と主張される。[6] 当該立場は、日本における前述の報告書、意見書の中では見られないような立場を示すものだと言えるだろう。

立場B：人クローン胚の作成研究利用を条件付きで容認

当該の立場は、出生前のヒトの生命は「出生時期が近づけば近づくほど」、その保護要求が高まるとし、さらにはヒト胚に対しては「出生後の人格と等しいような……尊厳、及び生命権の保護」を認めることができないということを重要な論点として、前述の日本における最終報告書におけるように、ヒト余剰胚研究だけではなく、人クローン胚作成研究も条件付きで容認するとする。[7]

立場C：ヒト余剰胚研究は容認、人クローン胚の作成研究は現段階では禁止

当該の立場は、まずは、ヒト余剰「胚とは異なり、……それ自身のために作り出されたものではない」ような人クローン胚に対する「道具化（Instrumentalisierung）」の度合いは高いと指摘する。[8] 次に、そもそも「ES細胞」の「発育をコントロールしうるのか、またそれはいかなる腫瘍も生じさせないのかどうか」は今のところはっきりしていない。それゆえ、そうした技術の発展による治療上・研究上の見込みが現段階では低いとする。[9] これらの理由から、前述の日本の共同意見書におけるように、ヒト余剰胚研究の方は認められるが、人クローン胚研究は現段階では認められないという立場がとられる。

以上三つの立場のうち、立場Bは人の生命保護に段階的区別を設けるものであり、前述の日本における最終報告書もこの論点を中心に据えている。また、立場A、及び立場Cは、前述の日本の共同意見書におけるように「道具化の度合い」という区別立てをとりいれており、さらに立場Aにおいては、前述の日本の論議では認められないような「生命権侵害が許容されるケース」という問題が視野に置かれているように思われる。

三　メルケルとヒューブナー

以上のような、ヒト余剰胚研究、並びに人クローン胚作成研究を巡る立場の違いを生じさせている問題点はいったい何なのかということをさらに明らかにするために、以下、立場Bに見られるような論法を強く押し出しているメルケルの見解とそれを反駁するヒューブナーの議論を検討したい。

1　メルケル――ヒト胚の法的地位論に基づく議論

メルケルは次のような思考実験を考察の出発点とする。すなわち、「生命工学実験室」が火事になり、その中にもし「体外で産出され、生存したままでいる一〇個のヒト胚」と、「煙に巻かれて……意識不明の状態にあるような胎児」が取り残されてしまい、どちらか一方だけが救助できると仮定した場合、われわれはいったいどちらを救助するであろうか。この場合胎児の方を救助することは疑いもないであろう、と。つまり、ヒト胚を保護することの重要性は、胎児に対するものよりも少ないと言われる。[10]このようにメルケルは、この思考実験を話の糸口にして、ヒト胚と胎児、さらには子供との明確な〔法的〕地位上の相違（qualitative Statusunterschiede）」を強調しているのだと考えられる。[11]メルケルはさらに続ける。初期ヒト胚が成人した「人格と同一」であるとは到底言えないし、さらにある段階までは、すなわち原始線条形成までは、「数的にも同一」であるとも言えない。すると低い保護段階にあり、成人した人間と同一であるとは到底言えないようなヒト胚の基本権が、「個体的」「人格」の「重要な利害関心と衝突」する際には、それは制限される、と。[12]つまり、メルケルによれば、ヒト胚研究に対しては次のような期待がもたれている。すなわち、「パーキンソン病やアルツハイマー病患者の、損傷を受けた脳細胞の代替、多発性硬化症の治療、横断麻痺の治療、……損傷を受けた心筋細胞の再生、……骨髄細胞の再生」などである。これらはどれも「道徳的に高位に位置づけられる目標」である。したがって、このような「目標のために……初期段階にあるヒト胚」を研究利用することは、「道徳的に許される」と言う。[13]さらに、メルケルによれば、「道徳的に高位に位置づけられる目標」を掲げる研究のためにヒト胚を作成することも、「道徳的に許される」と言う。ヒト胚が「どのようにして今ある状態に至ったかということは問題にはならない」、ヒト胚という法的地位段階の低い存在「を使ってわれわれが何を作り出してもよいかということだけが問題となる」と述べられる。[14]すると「治療用クローニング」の問題に対する答えも自ずと出てくる。「移植医療の問題の将来的な解決」はやはり、「道徳的に高位に位置づけられる目標」であるからである。[15]メルケルによれば、「胚保護法」におけるような刑罰による禁止というものは、「重篤な患者の生きるチャンス」のために救助を施すといった「国家義務に違反する」ものなのである。[16] 以上のメルケルの議論にははっきりとした特徴がある、と思われる。すなわち、「人の生命」の保護に段階的区別を設けた上で、それと「他の道徳的目的」とを比較考量するという手法である。

2 ヒューブナー ——「対象」となる側の権利要求という視点からの考察

このようなメルケルの論証に対して、ヒト胚には受精以降一切の地位上の段階づけが認められないような「人間」としての「尊厳」があるという主張をするとしても、相手方は納得しないであろう。ヒューブナーはその点を踏まえて次のような問いを論証の出発点に据える。すなわち、仮に人の生命のいわゆる法的地位上の「質的相違」というものを認めることにして、つまり相手方の論証の前提を受け入れることにして、果たして、そうした地位論が、患者の「病気の将来的治療」をめざす実験のためにヒト胚を利用・廃棄することを正当化しうるのであろうか、と。[17] ヒューブナーによれば、上の実験室の例とヒト余剰胚研究のケースとの間には、見逃しえないところの、以下のような違いがある、と言う。実験室の例では、「ヒト胚」と「胎児」の生命がともに同じ状況下で脅かされているのに対して、ヒト余剰胚研究の場合には、「当事者の一方だけが」、つまり患者の方だけが「危機に瀕して」おり、他方のヒト胚の方は、その時点では不治の病に瀕しているわけでもなく、ただ「他者の救助のために」生命権を差し出すように「請求されている」だけである。[18] 仮に両者とも成人であるとするならば、「健康な人を殺害することによって、〔他の〕患者を救う」といったケースに該当する。ヒト胚と成人との間にあるとされる「地位上の相違」が、果たして、「健康な胚を殺害することによって患者を救う」といった、こうした行為を正当化しうるのであろうか。[19]この問いに対して、仮に「低いと位置づけられた」、その時点では危害を被《こうむ》っていないような「生命権の担い手」を、より高い「生命権」を有するとされ、「危害を被っている」ような者を「救うために殺害することはけっして正当化」できるものではない、とヒューブナーは答える。[20]この主張を裏づけるために、ヒューブナーは次の二つの法的権利を区分する。一つは「消極的な防衛権（negatives Abwehrrecht）」であり、二つめは「積極的請求権（positives Anspruchsrecht）」である。前者は「他者の侵害からの自由」にかかわるものであり、後者は「自己の行為への自由」にかかわる。ヒト余剰胚研究の場合には、前者は対象となるヒト胚の「生命権」が有するものであり、後者は医療技術向上のために研究したいとする「科学者の研究の自由に対する権利」である。[21]ヒューブナーによれば、後者の「請求権」のために前者の「防衛権」を侵害することの禁止、すなわち、「危害を蒙っている者を救うために第三者を犠牲にすることの禁止」は、生命権の程度の高低差だけでは例外化できないほど「根本的な（elementar）」ものであると言う。[22]もし、前述の実験室の例におけるように、どちらもが請求権にかかわり、しかも危機に瀕している程度やこれから加えられるであろう危害の程度が等しいような場合には、生命権の高低の度合いを引き合いに出して、その地位上の度合いの低い方が犠牲にされるということがありうるかもしれない。[23]しかし、ヒト余剰胚研究のケースでは、一方のヒト胚の方は「防衛権」にかかわり、もう一方の研究者の方は「請求権」にかかわるという点で、すでに「法的義務」[24]の度合いが異なる。さらに、研究を容認するとすれば、ヒト胚の方は殺害されるのであるが、容認しないからといって患者の方が殺害されるわけではないという仕方で、双方に与えられる危害の度合いも異なる。[25]したがって、法的地位上の相違に基づく生命権の度合いの区別を引き合いに出すことによって、こうした当事者の置かれている状況の違いを水平化することはできない。[26]

以上のようにヒューブナーは、「人の生命」と「人類の利益」とを同列に置いて比較考量するやり方にわれわれは留まることはできないという見解を、「防衛権」と「請求権」という新たな概念的区別に基づいて論じている点で注目すべきものだと思われる。[27]しかし、こうしたヒューブナーによる「防衛権」と「請求権」といった区別立て、そして前者の後者に対する優位という見解に沿って考えるとしても、曖昧な点は残る。ヒューブナーが言うように「生命権」と「人類の利益」との比較考量を覆すほどに「防衛権」の「請求権」に対する優位が前面に出るのは、いったいどのような場合なのであろうか。ヒト胚の生命権をゼロとまではしないような場合か、もしくは動物と同程度の生命権までに、ヒト胚の生命権を引き下げたりはしないような場合と考えればいいのであろうか。あるいはもう少し上位の位置づけをするといった場合ならば、「人の生命」と「人類の利益」との比較考量に先立って、まずはヒト胚の生命の「防衛権」に優位が置かれるのであろうか。ヒューブナーはヒト胚の生命保護の段階的区別を前提に論を進めているので、その段階づけの中でヒューブナーの論法が当てはまるのはどの段階以降かと、再び問われることになるのではないかと思われる。

四　ミュラー――対象を取り扱う「行為者」という視点からの考察

1　道徳的責任における段階づけ

以上のようにヒューブナーは、「対象」となる側のヒト胚の有する権利要求の視点から、新たな区別立てを提示しているのであるが、ミュラーもこれまでのヒト胚研究を巡る論議において見過ごされていた、別の区別立てが成り立つことを指摘する。ミュラーは、ヒト余剰胚研究のあり方を、「道徳的責任」に関する問題として取り扱う。すなわち、ミュラーは、ヒト胚や患者を取り扱う「行為者」の視点から、ヒト胚研究の問題を考察する。

ミュラーの議論の出発点となる問いは以下のものである。「人は作為（Tun）に対してと不作為（Lassen）に対してと果たして同程度に〔道徳的〕責任があるのであろうか」、と。[28] つまり、われわれには敢えてすることと、しないままでいることについて、同じような程度に「道徳的責任」が問われるのであろうか、ということである。この問いに対して、「作為に対する責任」と「不作為に対する責任」は「非対称（Asymmetrie）[29]」なものであるがゆえに、双方を同列に置いて比較考量することはできないのではないか、とミュラーは考える。そして、ヒト余剰胚研究を巡ってよくなされる次のような主張が、考察の対象とされる。すなわち、「実験を通してヒト胚が死ぬことに〔われわれは〕責任があるのと同じように、もし実験をしないならば、有益な研究成果がえられずに、その結果さまざまな病気が近い将来のうちに……治らないことになるであろうが、このことに対しても〔われわれは〕責任を負うのである」、といった主張である。[30] ミュラーによれば、してしまうことの結果、すなわち、「ヒト胚の死」、これは確実に想定されていることで、これに対しては、生命科学研究者はたしかに責任があるのである。しかし、しないことのすべてに対して、彼らは責任を負うわけではない、と言う。また、生命工学上の「作為」に対しては、責任の範囲は、たとえば、「子孫に対する損害」、あるいは新種の「遺伝病」の作成といった、「予期しえないような結果」に対しても拡がりうる。[31] 一方、われわれが「不作為」のままにしておいたことは、少なくとも現状維持という点で責任は問われることはない。したがって、上の主張はもともと重さの違うこうした「非対称」な責任を、同列に論じている点において誤ったものだと言える。

もちろん、「不作為」に対する道徳的責任が問われるという場合もある、と言う。たとえば、「約束した」ことを果たさないこと、「契約」を履行しないこと、あるいは職業上「義務」づけられていることを果たさないことなどが挙げられる。あるいは「われわれが自ら招いてしまった」ような、他者に対する危害の補償をしないままでいる場合もあるかもしれない。[32] 医師にはたしかに患者を助けるという「職業上の義務」があるが、生命工学において期待されている多大な有用性を前にしても、もし、場合によっては起こりうるかもしれない「損害」の危惧が払拭されない限りは、医師の「不作為」に対して職業上の責任が問われることはない、と言う。以上のような場合を除けば、一般に、「他者に損害を与えないこと」に対する道徳的責任は、「他者に役立つ」ことを果たすべきという道徳的責任を上回るのである。[33] したがって、ヒト余剰胚研究の場合、ヒト胚の「生命」を侵害することに対する道徳的責任は、「不作為」に留まることによって「人類の幸福」が促進されないということについて問われる責任を上回るのである。

こうしたミュラーの議論は、「人の生命」と「人類の恩恵」とを同列に置いて比較考量する際の新たな問題点を、「対象を取り扱う行為者」の視点に立って明らかにしているものとして意義深いものである。ヒト余剰胚研究を巡っては、「作為」、すなわち、「ヒト胚の殺害」に関する道徳的責任と、「不作為」、すなわち、「人類の利益のために役立つことを果たせなかったこと」に対する道徳的責任とを同列において、ただ「人類への利益」に対する期待を引き合いに出すことによって、「不作為」が「作為」に対する責任を上回ると主張することはできない。ただし、こうしたミュラーの論証にも曖昧な点がないわけではない。すなわち、「不作為」に対して道徳的責任が問われる場合と問われない場合があるとすれば、それらを具体的にどのように区別したらいいのであろうか。ミュラーが言うように、約束を果たさないこと、職業上の義務を果たさないような場合には「不作為」に対して道徳的責任が問われるとしよう。その場合、現時点ではES細胞研究を通じての研究上・治療上の見込みには不確定要素が多いのであるが、もし将来的に裏づけのあるような科学的見込みをもてるようになれば、患者を救済しうるはずのことをしないことに道徳的責任が問われるようになるのではないか。そして、ヒト胚の「死」に対する責任と、人類の「利益」に対する責任との間には、再び比較しうるような余地が出て来るのであろうか。

2 「全面的道具化」に至るまでの「道具化の度合い」の段階づけ

引き続いてミュラーは、「人間の尊厳（Menschenwürde）」侵害という観点からさらなる論を展開する。まず、ミュラーは、「人間の尊厳」について次のように説明をする。「ある人間の尊厳を尊重するとは、その人の価値を、ただ存在するということのゆえに承認するということである。それゆえ、機能や有用性や功績のような性質如何にかかわらず承認するということである[34]」。そして、「極端な（radikal）道具化[35]」というものを問題にする。そこでは、すでに現存するヒト胚に対する「人間の尊厳」侵害というよりも、むしろヒト胚の「産出（Erzeugung[36]）」における侵害が問われる。すなわち、「極端な道具化」においては、ヒト胚の産出者（Erzeuger）は、ヒト胚の「価値を、あれこれの目的に役立つ有用性」のためにのみ認めている[37]。ヒト胚は、こうした目的のために「存在し始め」、そのために「廃棄」される[38]。以上の「極端な道具化」に関するミュラーの見解を基に、ヒト胚研究における「道具化の度合い」についての考察をさらに進めるとするならば、次のようになるであろう。すなわち、ヒト余剰胚研究の場合には、ヒト胚は、少なくとも当初はそれ自身の生殖目的のために存在し始め、その後に研究利用のために廃棄される。これに対し、ヒト胚の研究利用のための作成においては、他者の目的のために存在し始め、ある一定の期間を経て利用・廃棄される。したがって、後者においては、前述のミュラーが言う「人間の尊厳」尊重の前提となるべき「存在」そのものが、初めから終りまで他者の目的に完全に左右されることになるがゆえに、そこでは「人間の尊厳」が全面的に侵害されていると言えるだろう。ミュラーによれば、こうしたケースでは、「目的」がいかに切実なものであるか、もしくは高尚なものであるかという要因が、「人間の尊厳」を「極端に」侵害しているという事態を変更しうることにはならない、と言う[39]。たとえば、真理の追究や、医療技術の向上や、患者の病気の治癒や、人類の幸福といったように、われわれはいかようにでも高度の目的を掲げることができるであろう。しかし、そうした目的のために、ヒト胚の尊厳が全面的に侵害されているという事実が変えられることはない。このような全面的道具化の場合には、一切の比較考量が否定されて、端的に当該行為は禁止されるのである。

このように「極端な道具化」に関するミュラーの見解は、前述の日本における意見書では明確にされていなかった「手段化の度合い」の解明のためのひとつの重要な手がかりを提示している。といっても、前述の意見書の見解との相違もあるように思われる。当意見書における段階づけは、「手段化の度合い」の最高値を示してはいないので、どこまでも相対的なものに留まると思われる。したがって、ヒト余剰胚研究のみならず、研究のためのヒト胚作成、及び人クローン胚研究も、科学的な根拠との比較考量が可能である。これら後者二つのヒト胚の作成研究利用といった手段化を、「人間の尊厳」侵害の最高値に該当するものとするか、すなわち動物や植物と同じ扱いであるとまでするのか、それとも人としての自体価値も同時に認める余地のある行為と見なすのか[40]。それによっては、やはり再び立場上の違いを生じさせてしまうのではないであろうか。

おわりに

以上ヒューブナーによるメルケル批判とミュラーの論述を検討した。ヒューブナーは「対象の側の権利要求」といった視点から、ミュラーは「対象を取り扱う行為者」の視点から、「人の生命」と「人類の利益」の同列的考量に留まれないことを、新たな概念的区別を基にそれぞれ指摘したものとして、意義深いものである。もっとも、私見としていくつかの疑問点を提示したように、これら両論者による論法を踏まえることによって、ヒト胚研究を巡る問題が明確に解決されるわけではない。両論者が提議した区別立てにかけられる比重の重さが、「人の生命」と「人類への利益」の衝突を上回るのはいったいどのような場合なのかについては、今後の研究課題とさせていただきたい。

注

(1) 以下の報告における同様の指摘は、筆者も重要だと考えている。旗手俊彦、栗原千絵子「生命倫理専門調査会　その問題点（その1）」、平成一六年度科研費基礎研究（B）（1）課題番号16320002, ファイザーヘルスリサーチ振興財団平成一五～一六年国際共同研究（B）編『生命科学における倫理的法的社会的諸問題Ⅰ』、二〇〇五年、四四頁参照。

（2） 同生命倫理調査会の性格、及び調査会内部の審議経過の状況については、以下の報告を参照。旗手俊彦、栗原千絵子「生命倫理専門調査会　その問題点（その1）」［注（1）参照］、三七-四五頁及び四九-六三頁参照。旗手氏は、最終報告書における議論のひとつの特徴として、ヒト受精胚と人クローン胚とが倫理的に同格に地位づけられている点を指摘する（同、四〇頁参照）。栗原氏は未受精卵を提供する女性の尊厳保護という視点から最終報告書を批判している（同、五五、六一、六九-七一頁参照）。

（3） 胚保護法以降のドイツ国内における近年の情勢については、以下の報告を参照。盛永審一郎、「ドイツおよびEU」、『生命科学における倫理的法的社会的諸問題Ⅰ』［注（1）参照］、とくに八六頁以下参照。また、国家倫理評議会の当該態度表明に関しては以下の文献に詳しい。松田純『遺伝子技術の進展と人間の未来――ドイツ生命環境倫理学に学ぶ』知泉書院、二〇〇五年、とくに四一-四八頁及び八一頁以下参照。

（4） Ethikrat 2004, S. 58.

（5） Ebd. S. 55 f.

（6） Ebd. S. 57 f.

（7） Ebd. S. 64, 76; vgl. ebd. S. 66 f.

（8） Ebd. S. 95 f.

（9） Ebd. S. 91.

（10） Merkel 2001, S. 57.

（11） Hübner 2004, S. 77. ヒューブナーによれば、当該思考実験の実例は、最初にレオナルド・グランツ（Leonard Glantz）によって論議され、ジョージ・アンナス（George Annas）によって発表されたものである。Vgl. ebd. S. 72.

（12） Merkel 2001, S. 62.

（13） Ebd. S. 63.

（14） Ebd.

（15） Ebd. S. 64.

（16） Ebd.

（17） Hübner 2004, S. 75 f.

（18） Ebd. S. 78.

（19） Ebd. S. 79.

（20） Ebd. S. 81.

（21） Ebd. S. 69.

（22） Ebd. S. 81.

（23） Vgl. ebd. S. 86.

（24） Ebd. S. 68.

（25） Vgl. ebd. S. 86.

(26) Vgl. ebd. S. 92.

(27) 健康を「促進」することに対する患者の権利を前面に出すディーター・ビルンバッハー（Dieter Birnbacher）に対して、樽井正義氏はヒト胚の生命権が基本的権利であるという視点の重要性を指摘している。筆者もこの方向での検討がなされるべきだと考えている。ディーター・ビルンバッハー「人間の尊厳——比較考量可能か否か」（講演会記録）、ファイザーヘルスリサーチ振興財団平成一五〜一六年国際共同研究（B）研究グループ科学研究費補助金　基礎研究（B）（2）課題番号16320001　研究グループ科学研究費補助金　基礎研究（B）（1）課題番号16320002編、二〇〇五年、一三頁以下参照。

(28) Müller 2004b, S. 54

(29) Ebd.

(30) Ebd. S. 57; vgl. ebd. S. 63. 同様の主張をする論者として、ミュラーはハンス・マルティン・ザス（Hans-Martin Sass）を挙げている。Vgl. ebd. S. 57.

(31) Ebd. S. 58.

(32) Ebd. S. 60 f.

(33) Ebd. S. 61.

(34) Ebd. S. 162.

(35) Ebd. S. 145.

(36) Ebd. S. 174; vgl. ebd. S. 139.

(37) Ebd. S. 142.

(38) Ebd. S. 143, 155.

(39) Ebd. S. 148, 158 f.

(40) Vgl. ebd. S. 164 f.

第三部

高齢者の生きる社会

第七章　家族等の死について

——人間関係から見たグリーフケア

はじめに

自分のいのちだけではなく、自分の親しい者（家族等）のいのちにも必ず終わりがやってくる。これまで、ターミナルケアについては注目され、多くの研究がなされてきた。しかし、家族等のいのちの終わりとそれに伴う別れ（死別）については、われわれの日常生活においても、臨床現場においても十分に注目、検討されてきたとは言い難い。かつ、二〇一一年三月一一日の東日本大震災後、家族を失った方々の悲痛は見過ごすことができないものであった。そこでグリーフケアは、被災者の方への最も重要な支援のひとつであったと思われる。本章は、グリーフケアについて哲学的に考察していく。

考察するのは、「愛する対象を喪失した際に特徴的に起こる正常な心理的反応」である「悲嘆（グリーフ）」と、そうした悲嘆者への援助である「グリーフケア（grief care）」、とくに「死別による悲嘆者への援助（bereavement care）」である。

以上のテーマを扱うために、まず、関連する世界保健機関（ＷＨＯ）による定義、新聞記事、さらには当該分野の研究者の見解を紹介し、「個人的要因」及び「人間関係」という二つの観点から、問題点を明確にする。そして、その問題点に対処する手がかりをうるために、ドイツの二人の哲学者シェーラー[1]とシュタイン[2]による分析を考察する。本章ではこれら西洋の思想家の立場に限定して、グリーフケアについて検討したい。両者ともに現象学派の創始者であるエドムント・フッサール（Edmund Husserl）と関係のあった哲学者である。シェーラーはその現象学の哲学的方法をさまざまな哲学的主題の分析に応用した。苦悩の分析はそのひとつであり、日本におけるグリーフケアのパイオニアである哲学者デーケンの博士論文は、シェーラーの倫理思想を扱ったものである[3]。シュタインは社会の二つの偏見に苦しんだ哲学者である。まず女性ということで大学教授になれず、次にユダヤ人ということで、家族を失い、アウシュビッツ強制収容所で命を奪われた。両者の苦悩と人間性についての洞察は、現代のグリーフ（悲嘆）の問題に対して有意義な示唆を与えてくれるものと思われる。

一　グリーフケアにおける問題点

1　グリーフケアに関するＷＨＯの声明、新聞記事

世界保健機関（ＷＨＯ）は二〇〇二年、「緩和ケア」を次のように定義している。「緩和ケアとは、生

命を脅かす疾患による問題に直面している患者とその家族に対して、痛みやその他の身体的問題、心理社会的問題、スピリチュアルな問題を早期に発見し、的確なアセスメントと対処を行うことによって、苦しみを予防し、和らげることで、クオリティ・オブ・ライフを改善するアプローチである」。このように、緩和ケアには、患者だけではなく、その家族のケアも含まれることがわかる。そして、緩和ケア実施のための下位項目として、「家族が患者の病気や死別後の生活に適応できるように支える」ことや、「患者と家族——死別後のカウンセリングを含む——のニーズを満たすためにチームアプローチをする」ことが挙げられている。したがって、グリーフケアの重要性は、緩和ケアの一要素として認められている。

二〇一〇年一二月二六日付の朝日新聞によれば、未婚、離婚、死別による単身世帯の急増により、日本では、その二〇年後の五〇～六〇代の男性の二五％が一人暮らしに、女性も単身化が進み、全世帯の男女合わせて四割が一人暮らしになると言う。いわゆる「二〇三〇年問題」が取り沙汰されている。(4) このことからも、今後、高齢化社会での人々の単身化、さらには孤立化が進むことが想定される。そうした人々を支えることは、日本においても不可欠の要求になっている。

2　現代の代表的論者の見解と、そこからみえてくる問題点

一方、こうした人の孤立化という問題点は、すでに四〇年ほど前に、フロイト学者であり、精神科医である小此木啓吾氏によって指摘されていた。氏が命名したところの、現代社会における「悲哀排除症

候群」と言われる悲しみを遠ざけようとする風潮が、悲嘆に苦しむ人をますます孤立させていく事態を招くだろう、という指摘である。[5]

周囲の者が悲嘆者を孤立させていくことで、悲嘆の緩和が困難になるという事態を踏まえ、以下、「個人的要因」と「人間関係」という二つの観点から、悲嘆に関する代表的論者の見解を辿ってみる。

まず、グリーフワークにおける「個人的要因」とは、悲嘆者が喪失体験をどのように受け止められるかということをいう。デーケンは、このことに関して、次の二点を指摘する。一つは、人生では、「転勤、転職、別れ、病気、退職」等といった喪失と別離が誰にでも起こりうるという、人生観の転換の必要性である。[6]二つには、「生き残ることはその苦しみに意義を見いだすことである」として、そうした人生に意味を見出すことの必要性を説く。そして、デーケンは、フランスの実存哲学者ガブリエル・マルセル（Gabriel Marcel）による、生活の具体的な目標に関わる「日常的希望」と、「根源的希望」との区別立てを引き合いに出し、日常での希望の次元よりも、もっと深いところにある根源的次元に身を置くならば、「深い絶望や悲嘆の淵に投げ込まれてもなお人生全体を意義あるものと捉え」られる可能性があることを指摘する。[7]

デーケンは、次に、これまで家庭生活を基盤に、そこから社会生活を営むためのエネルギーをえてきた人にとっては、家族の喪失は社会で生きていくための力の喪失にもなりかねないとする。定年退職後、妻を亡くした男性は、同時に社交の場も失い、トリプル・ロスとなり、深刻な悲嘆に陥る可能性があると言う。そして、何も話せない孤立した状態を脱するためには、「近くに心を打ち明けられる友人や知人がどれだけいるか、支援してくれるネットワークが簡単にえられ」るかが問題であるとされ、「人間関係」の中でのグリーフワークの重要性が指摘される。(8)

このように、悲嘆に対処するには、個人の作業だけでは限界があることがわかる。「他者との関係性」が問題となるのである。グリーフワークにおける「他者との関係性」の重要性については、これまで悲嘆理論の他の代表的論者によっても繰り返し強調されてきた。「他者からの介入なしには、……引きこもりと哀悼を止めるのは困難である」(9)。喪失における「意味形成というのは人の内面だけでなく、人と人との間で展開するプロセス」である(10)。「喪失は、幸せに生き、人生に目的と意味を見いだす能力をいちじるしく損ねる……。こうした能力は、……周囲の人との絆を保ち、積極的な支援を受けることで維持できる」(11)。

しかしその一方で、現代社会においては、悲嘆者にとり、他者との適当な関係性を築くことは困難となっている。エリザベス・キューブラー・ロス(Elisabeth Kübler-Ross)とデーヴィッド・ケスラー(David Kessler)によれば、悲嘆者には、怒りや抑うつや悲しみ、孤独感を内に溜めずに表出することが必要なのであるが、現代社会にはそうした状態を許さず、それを処置すべき問題として扱おうとする風潮があると言う。医療も、「癒しの業ではなく管理の業になっている」。そして周囲の者が、悲嘆状態を処置しようとして、克服のための指示、コントロールをしようとすればするほど、悲しみは癒えないままになるとされる。そして、次のように述べられる。「『つよくなれ』という助言はときに、『人間であることをやめろ』という意味にもなりかねない」。「苦痛を棚あげ」すると、「苦痛は……蓄積されていく」、と。[12]

身近な人の死に直面した家族の心のケアを行っている平山正実氏も、「感情をそのまま出せるサポート」の必要性が確認される一方で、「ありのままに言えるような環境とか、人間関係とか、そんな社会になってほしいものです」という遺族の訴えを紹介している。[13] 日本初の遺族外来を設立した大西秀樹氏によれば、死別の「このつらさをどこで話してよいのかわからなかった」、「自分はこんなにつらいのに周囲にはわからない。相談もできない」といった苦悩を訴える遺族が多いと言う。[14] 遺族の中には、「家族にすら言えないことを打ち明けられる関係」を求めている者もおり、[15]「家族以外の人に話すほうが容易な場合」もあるともいわれている。[16]

このように、競争、管理の風潮が強い中、自分の置かれた状況にふさわしい環境を見出すことができず、また、身内にも吐露しにくい感情を抱えている死別者は、現代社会において、とくに困難な状況に直面していると言えよう。したがって、社会における支援、家族以外の人間関係のあり方が、悲嘆者を支えていくうえで問われているということがわかる。それは、仕事上の立場や利害関係だけに左右されない人間関係、また、同じ地域に住む者同士の、そして医療や支援するネットワークにおける人間関係が問われているということである。

以上の死別を巡る問題に対していくつかの手がかりを見出すために、次に、苦悩における「個人の問題」と、人間同士の結合であるところの「共同体のあり方」について、シェーラーとシュタインがどのように考えているのかを考察したいと思う。

二 「個人の問題」としての苦悩について
――シェーラーによる哲学的分析

1 シェーラーにおける「苦悩の分析」

シェーラーは、病気、貧困、死別等に伴う苦悩体験の分析から考察を始める。そして、その苦悩体験が、われわれの意志に基づく日常の活動生活での体験とは次元を異にすることを指摘する。すなわち、愛する者の死などの苦悩体験は、快苦について一般にわれわれが経験する次元をはるかに超えるものであって、苦悩を駆逐しようとするさまざまな意志的活動によるだけでは、どうしようも対処の仕様がないものなのである。「感覚の周辺圏に接近する度合いに応じて、苦痛は意志的に回避されうる」のであるが、愛する者の喪失は、そうした表層意識よりも深い層における体験である。したがって、いくら意志的活動によって苦悩を克服しようとしても、それだけでは深層にある深い悲しみを癒すことはできない[17]。よく、悲嘆に苦しむ人に、「がんばって」、「泣かないで」といった励ましの言葉をかけることが、かえって逆効果になると言われる理由は、以上のようなシェーラーの洞察によって説明がつくのではないだろうか。

2 「キリスト教苦悩論」の哲学的分析

シェーラーによれば、そうした意志的苦痛克服とは別の苦悩論を説いたもののひとつに、キリスト教がある。キリスト教の苦悩論は、さまざまな実践、行をもってしても、「それにぶつかると砕け散るような苦悩の深みや苦悩の強さというものがある」という認識を出発点とする。むしろ苦悩を否定する試みは、かえって「苦悩を追い立て寄せ集め圧縮し、いわば客体のない、もろもろの気持ちのなかで漂う塊にまで仕立てる」逆効果をもつとされる[18]。そこで、苦悩と苦痛があることを率直に認めることが重要となるのである。

そうした苦悩の吐露は、まずは個人の営みとして絶対者の前で行われる。その端的な例が、十字架上でのイエスの、「わたしの神、わたしの神、どうしてわたしを見捨てられたのか」という悲痛な叫びに示されている[19]。もちろん、こうした絶対者の前での吐露は、キリスト教分析の文脈でなされていることである。こうしたシェーラーの考察を、周囲の者に援助を求める一般の悲嘆者に当てはめて考えてみるとするならば、次のように言えるだろう。周囲の者には、悲嘆者にとって感情を吐露することが重要であるという認識と、それを受容する態度が求められる、と。

では、このように、悲嘆者が「苦痛は苦痛、禍は禍」であることを否定せずに率直に認め、その感情を吐露することで、いったい何が変わるというのであろうか。シェーラーによれば、出来事をそのまま認め、押し込められていた感情を発露することで、まず、心の緊張状態が緩和してくると言う。次に、そうした苦悩甘受の中で、「徐々に魂（Seele）の中心で低次なものが……脱落して」いき、われわれはまなざしを、より高次の「中心的な、精神的な（geistig）生命の財や救済財に向ける」ことができるようになると言われる[20]。

3　二つの「苦悩の意味」

そこでシェーラーは問う。それにしてもなにゆえに神は、苦悩という手段ではなく、「もっと残忍でない」手段を用いなかったのか、と。その答えをシェーラーは、次の二つの点に見出す。一つには、「肉体と地上の財とが次々に崩壊してゆく光景のまっただなかで」、わたしたちはむしろ、「庇護され救われていること」の意識をもつことができる。そして、魂の最も中心にあるところの「高次の事物の秩序から、……まったく新しい力の泉が湧き出てくる」と言われる。もう一つは、苦悩がわれわれ人間同士の結合であるところの共同体への復帰を促す、という点に認められる。[21] 愛する者を失うのを悲しむのは、われわれに愛があるからである。「愛がなければ、苦痛も存在しないであろう」。ではわれわれは、苦痛を感じないために、愛さなかったほうがよかったと言えるであろうか。シェーラーはそれを否定する。それは、われわれは、「苦痛なしに愛と結合（共同体）を望むことができない」からである。苦悩によって、「人間と人間との相互依存性は高められ」、結合は「ますます緊密になっていく」[22]。われわれは、苦悩の中でこそ、交わりを求め、ほかの人の思いやり、心遣いがありがたく感じられると言えよう。

4　近代以降の文明人にとっての「苦悩の意味」

さらにシェーラーは、以上の「高次の事物の秩序の発見」と「共同体への招き」という苦悩の有する意味が、とりわけ近代以降に生きるわれわれにとって重要な役割を演じることを明らかにする。近代以降の文明人は、たしかに一方では、表層的な感情圏における多種多様な快楽を享受しているのであるが、他方で、その理念であるところの自己責任にともない、「孤立化、孤独、不確かさ、さらには共同体や伝統や自然からの疎外、憂慮、また生の不安」によって苦しんでいる。[23] 苦悩には、そうした表層圏からわれわれを深化させ、深い次元でのわれわれの愛の連帯性を目覚めさせる意味があるのである。

一方、このように苦悩の吐露を通じて、共同体における愛の連帯性に目覚めつつある死別者と、彼らを取り巻く環境とは、必ずしも同じ位層にはない。近代以降、社会の多くの人は、「おのれの意志を頼りに」生きている。そして、「自分の力で獲得したもの」の価値が優先され、「世界と価値が彼の自我……に集約される」ことになった。すると人々は、人の不幸を見ても、「自分の方がどれほどましであるかという感じ」を抱く。[24] これは、苦しむ人に寄り添うための適切な態度とはいえない。

そこで次節において、シュタインによる「共同体のあり方」を巡る哲学的分析を参考にして、悲嘆に苦しむ人に寄り添うことの意味を考察したいと思う。

三　苦悩における「共同体のあり方」
――シュタインによる「人間の本性」の哲学的分析

シュタインも、社会に生きる人々は、自己本来のあり方を見失っていると指摘する。すなわち、「人間には、生涯にわたって、環境から、またとりわけ社会でのやり取りの中で受ける刻印によって、そのもっとも内面的なもの、もっとも固有なものは覆い隠されている」、と。そして、「地上の生が終わりに近づき、はかないものが一切脱落するとき」にようやく、われわれは、自分たちの本性に気づかされる。[25]そして「まったく見捨てられている」ように見える苦悩の瞬間、「魂の内に、全生涯で成し遂げたものよりも善きもの」を引き起こす可能性があるとも言われる。[26]しかし、日常に生きるわれわれはそのような瞬間に立たされるまで、なかなかそうした認知に至ることはできない。そこでシュタインは、「人間の本性」についての哲学的分析を試みる。それはつまり、「人間の本性」についての哲学的認識が、悲嘆者との適切な関係性をわれわれが築くためのひとつの重要な役割を演じる、と考えるからである。

1　人間の本性

シュタインによれば、人間の本性とは、人間の「身体的、精神的、霊的全構成体の核」に当たるところの人間の魂の本質のことである。[27]それは、まずは、個々人が個人の作業としての内面への沈潜によって見出しうる、「自己の存在の意味」、本来の「自己であること」を指す。[28]それと同時に、シュタインは、次のように、人間の魂の別の性質、すなわち、人間同士の結合のための生としての人間の魂の本性を強調する。「人間の魂（Seele）は、……本性上、……他者と存在を分かち合うように仕立てられている」。「人間性は、その霊（Geist）の本性からして、共同体の生へと招かれている」。[29]しかし、日常生活の中で表層的次元に生きる人間は、必ずしも共同体を形成する方向に向かうとは限らず、逆の方向に向かうことが多い。そうした態度とは、「個人の対象化」のことである。対象化とは、「対象を調査し、その獲得した認識に基づいて、……意図する結果を引き出そうとする」ことである。「共同体では連帯性が支配する」が、「利益社会では、各人は絶対的に孤独、すなわち、窓のないモナド〔単子〕である」と言われる。[30] 対象化には、たとえば、職業、経済的成功を人生における決定的価値と見なし、そうした観点に基づいてのみ人間と交わることが挙げられる。そうした態度をとるとするならば、人間は「不安」や不信から抜け出すことができないと言われる。[31]

さらに、こうした環境に人間が置かれると、人間の本性の現出を阻む衝動が出てくる。それは、周囲に対して自分の存在や力量を目立たせようとする、自己顕示の衝動である。そうした衝動は、かえって、「他者がどう見るか」という観点からのみ自己の姿を見てしまい、自己「本来の本質」を見失わせてしまうのである。[32]

2　他者との存在の分かち合いへの道

それでは、人間が、現代社会における経済的グローバル化の強要にもかかわらず、弱者の援助や人間関係における正義の実現、個人の人格の尊厳の尊重や寛容といった価値に目を向けるようになるには、いったいどのような道筋があるというのだろうか。[33] そのような問いに対して、シュタインは、二つの道筋を示す。一つは人倫の道であり、もう一つは信仰の道である。前者の道とは、「愛」や「信頼」の態度をもつことである。「愛」や「信頼」は「共同体を鼓舞する作用」がある。その一方で、「憎」や「不信」は「共同体を麻痺させる作用」をもつ。[34] この「愛」と「信頼」は表層的次元、すなわち、「生きるために必要なものをうるための、生殖、世話、仕事の協働」などの次元よりも深い、その根底にある次元で行われると言われる[35]。それは、環境や社会での交渉の影響下でなされる外的経験に由来する、さまざまな思惑をいったん度外視する中でもちうるような「愛」と「信頼」である[36]。もちろん、ある人がそのような形で「愛しつつ身をゆだねて他者を受容する」ことは困難であり、それが完全なものにはなることはない。ときには「自分が軽蔑され、過小評価され」ることを甘受しなくてはならなかったり、この世で「もっとも味気ないこと」を選ばなくてはならなかったりすることもあるだろう[37]。しかしそれでも、その道を辿ると決心した者は、徐々にその態度を拡張していくのである。

後者の信仰の道については、シュタインは、次のように叙述する。われわれに対する神の内的なものへの呼びかけ、その真に内的な衝撃を通じて、固有の内的本性を著しく覆い隠す原因となっているところの、各人を縛り付けている当のもの、たとえば、「富、名誉、子孫」などから目を離すことである、と[38]。このように、シュタインは、他者との人格的交流が成り立つために、神への内的呼びかけに自身をゆだねることとの意義を説く。そうした委ねを経ることで、われわれは、自我意識に基づくさまざまな囚われから解き放たれ、本来の本性であるところの共同体への生へと呼び戻されるのである[39]。

こうした「愛」や「信頼」の道にせよ、あるいは「神への委ね」の道にせよ、そのような道を辿るか否かは、個々人の自発的な態度決定に基づくことをシュタインは強調する。人が「愛」と「憎」、「信」と「不信」のどちらの態度をもつかは、前もって、用語を定義したり、対象や環境を分析、計算したり、判断したりすることで決定されることではない。「愛」は、「人格が他の人格に対し身をゆだねること」であり、また、「魂が自らを神にすっかりゆだねさえすれば、神はあらゆる作用をする」とも述べられる。

しかし、この「委ね（Hingabe）そのものは、最高度に自由な所業」なのである。[40] シュタインによれば、人格とは自由な精神的存在のことである。[41] 個々の人格によるこの自由な所業を強調する背景にある重要な哲学的認識とは、そこにわれわれ人間の本性の開花がかかっている、というものである。シュタインが委ねの道を通じて他者と存在を分かち合うことを強調した背景には、人間にはひとりだけではできず、他者と存在を分かつことではじめて発展するような本性がある、という哲学的洞察があるのである。

おわりに

以上から、まず、現代の代表的論者の指摘に従えば、家族等との死別におけるグリーフに対処するには、個人の作業だけでは限界があることがわかる。次に、「個人の問題」としての苦悩についてのシェーラーの哲学的分析によれば、苦悩には、「高次の事物の秩序の発見」と「共同体への招き」という意味があることがわかる。とりわけ孤立化、疎外、不安に悩む近代以降の文明人にとって、苦悩は愛の連帯性への通路になる。そのように苦悩に苦しむ人は、深化した次元に生きている。しかし周囲の者は、社会の管理と競争の歯車の中で悲嘆者を扱うことにもなりかねない。そうした社会の風潮の中で、悲嘆者は、適切に寄り添ってくれる者を、なかなか周囲に見出すことができない。シュタインは、同じ共同体に属する人たちが、苦しんでいることを意識できるようになるための、自発的な「愛」と「信頼」の態度、さらには神の内的呼びかけに自身をゆだねる道を示した。そうした主張の背景には、このように他者と存在を分かち合うことではじめて、人間は、その本性を開拓し、人格の全体的成熟を促すことができるという哲学的洞察があるのである。

悲嘆は、畏敬の対象であるという意味では、スピリチャルなテーマに属するものと言えよう。(42) 以上の考察は、スピリチャルなテーマを、「個人の内面の問題」としてだけではなく、「周囲の者との関係性」の中で扱うという、そのひとつのアプローチの仕方を示すものである。

注

（1）マックス・シェーラー（一八七四－一九二八）は、ドイツの哲学者である。ミュンヘンに生まれる。ベルリン大学でディルタイ、ジンメル、シュトゥンプの講義を聴講。イエナ大学でオイケンの指導の下、哲学を学び、学位をうる。一九〇一年フッサールを知り、影響を受ける。一九〇六年ミュンヘン現象学サークルを設立。一九一九年ケルン大学に招かれ、哲学、社会学を担当。一九二八年フランクフルト大学に招かれたが、病没。主著『倫理学における形式主義と実質的価値倫理学』（一九一三／一六）、『同情の本質と諸形式』（一九二三）、『価値の転倒』（一九一五）、『宇宙における人間の地位』（一九二八）。カント事典 1997, 一九一頁参照。

（2）エディット・シュタイン（一八九一－一九四二）は、現象学の創始者エドムント・フッサールの共同研究者、助手にもなった優秀な哲学者である。しかし、当時は女性だからという理由で、大学教授になれなかった。一九三三年非アーリア人条項発布以降、ユダヤ人であったシュタインは、ミュンスターのドイツ教育研究所嘱託講師を解雇され、ケルンのカルメル会に入会。その後オランダのエヒトにあるカトリック・カルメル会修道院に移り、一九三九年第二次世界大戦が勃発する。一九四二年、出国の許可は間に合わず、八月二日ナチス親衛隊がエヒト、カルメル修道会を訪問。その後、八月九日にアウシュビッツ強制収容所に到着すると直ちにガス室で殺されたと見られている。シュタイン『現象学からスコラ学へ』中山善樹編訳、九州大学出版会、一九八六年、二七一、二七七、二七九、二九五、二九七-二九八、三〇九、三一一-三一二頁参照。

(3) アルフォンス・デーケン『人間性の価値を求めて――マックス・シェーラーの倫理思想』阿内正弘訳、春秋社、一九九五年参照。

(4) 朝日新聞「個から孤　加速」、二〇一〇年一二月二六日朝刊、二面。

(5) 小此木啓吾『対象喪失』中公新書、一九七九年、一九三-一二二頁。

(6) 曽野綾子、アルフォンス・デーケン編『生と死を考える』春秋社、一九八四年、七八頁。

(7) アルフォンス・デーケン、柳田邦男編『〈突然の死〉とグリーフケア』春秋社、一九九七年、一〇二、一〇九-一一〇頁。

(8) 同、一八九、一九一頁。

(9) C・M・パークス『(改訂)死別――遺された人たちを支えるために』桑原治雄・三野善央訳、メディカ出版、二〇〇二年、三一七頁。

(10) ロバート・ニーマヤー「意味の崩壊と再構築」、カール・ベッカー編著『愛する者の死とどう向き合うか——悲嘆の癒し』山本佳世子訳、晃洋書房所収、二〇〇九年、一八四頁。

(11) トーマス・アティッグ『死別の悲しみに向きあう』平山正実解説、林大訳、大月書店、一九九八年、一〇九頁。

(12) エリザベス・キューブラー・ロス、デーヴィッド・ケスラー『永遠の別れ——悲しみを癒す知恵の書』上野圭一訳、日本教文社、二〇〇七年、四二、五二、八六、一四四、一六六-一六八、一七六-一七八、三五三頁。

(13) 平山正実監修、グリーフケア・サポートプラザ編『自ら逝ったあなた、遺された私——家族の自死と向き合う』朝日新聞社、二〇〇四年、五五、九一頁。

(14) 大西秀樹「遺族外来からみえてきたもの」、平山正実編著『死別の悲しみから立ち直るために』聖学院大学出版会所収、二〇一〇年、二五、三五頁。

(15) ロバート・ニーマヤー「悲嘆という険しい道筋——悲嘆と意味の再構築」、カール・ベッカー編著『愛する者の死とどう向き合うか——悲嘆の癒し』山本佳世子訳、晃洋書房所収、二〇〇九年、一〇三頁。

(16) パークス、前掲書、三一三頁。

(17) Max Scheler, *Schriften zur Soziologie und Weltanschauungslehre*, Gesammelte Werke, Bd. 6, Francke Verlag: Bern, [2]1963 ([1]1923) [SOZ], S. 60, 65-66.『シェーラー著作集9』飯島宗享、駒井義昭、河上正秀、梅本信介、山田全紀訳、白水社、一九七七年、九五、一〇三-一〇四頁。

(18) Ebd. S. 64. 邦訳、一〇一-一〇二頁。

(19) Ebd. S. 68. 邦訳、一〇九頁。

(20) Ebd. S. 68-69. 邦訳、一〇九-一一〇頁。

(21) Ebd. S. 41, 68-70. 邦訳、六四、一〇九、一一一-一一二頁。シェーラーは、共同体（Gemeinschaft）を、「全成員によってそれが体験されるところの全体」と定義し、「人為的に企図されている統一体」である利益社会（Gesellschaft）と区別する。共同体には、「愛の共同体」、「法共同体」、「文化共同体」、「生活共同体」などがある。Max Scheler, *Der Formalismus in der Ethik und die materiale Wertethik*, Gesammelte Werke, Bd. 2, Francke Verlag: Bern, ^{4}1954（^{1}1913-16), S. 123, 130.『マックス・シェーラー著作集1』吉沢伝三郎訳、白水社、一九七六年、一九六-一九七、二〇七-二〇八頁。

(22) SOZ, S. 45-46, 48. 邦訳、七一-七二、七六頁。

(23) Ebd. S. 49-50. 邦訳、七七-七八頁。

(24) Max Scheler, *Vom Umsturz der Werte*, Gesammelte Werke, Bd. 3, Francke Verlag: Bern, ^{5}1972（^{1}1915), S. 22-23, 25.『マックス・シェーラー著作集4』林田新二、新畑耕作訳、白水社、一九七七年、三四、三八頁。

(25) Edith Stein, *Endliches und ewiges Sein. Versuch eines Aufstiegs zum Sinn des Seins*, Gesamtausgabe, Bd. 11/12, Verlag Herder: Freiburg im Breisgau, Neudruck 2006（^{1}1950) [EES], S. 423.

(26) Edith Stein, *Kreuzeswissenschaft*, Edith Steins Werke, Bd. I, Verlag Herder: Freiburg im Breisgau, ^{3}1983（^{1}1953）[KW], S. 55, 69.

(27) EES, S. 501.

（28） Ebd. S. 369. Rieß 2010, S. 533, 535.

（29） EES, S. 400, 425. シュタインは、共同体（Gemeinschaft）を、「全体と結びついていると成員が体験するつながり」と定義する。共同体では、ある人格は他の人格を「主体として受け止める」とされ、それと区別される利益社会（Gesellschaft）においては、人格は他者を対象化すると言われる。Edith Stein, *Der Aufbau der menschlichen Person. Vorlesung zur philosophischen Anthropologie*, Gesamtausgabe, Bd. 14, Verlag Herder: Freiburg im Breisgau, 2004 [AMP], S. 24. Rieß 2010, S. 425.

（30） Edith Stein, *Beiträge zur philosophischen Begründung der Psychologie und der Geisteswissenschaften*, Edith Steins Werke, Bd. VI, Verlag Herder: Freiburg im Breisgau, Neudruck 2010（^{1}1922）[B], S. 111. Rieß 2010, S. 375.

（31） Rieß 2010, S. 433, Anm. 609.

（32） EES, S. 521.

（33） Rieß 2010, S. 453.

（34） Ebd. S. 425, 426.

（35） EES, S. 425.

（36） Rieß 2010, S. 425, 426, 535.

（37） EES, S. 430. Edith Stein, *Kreuzeswissenschaft*, Edith Steins Werke, Bd. I, Verlag Herder: Freiburg im Breisgau, ^{3}1983（^{1}1953）[KW], S. 19, 54, 55.

（38）EES, S. 369, 423, 521. KW, S. 81, 145.

（39）大井玄氏は、欧米のように絶対者を置かなくても、伝統的農民の倫理意識に根ざす日本人は「つながりの自己」をもっており、他者との「つながり」を維持できると指摘する。大井玄「「自分の死」を死ぬとは」、島薗進、竹内整一編『死生学 1――死生学とは何か』、東京大学出版会所収、二〇〇八年、二二四頁。この貴重な示唆を基にした日本人の死生観についての研究は、今後の課題とさせていただきたい。

（40）EES, S. 369, 382, 430. KW, S. 145.

（41）AMP, S. 83.

（42）アルフォンス・デーケン、重兼芳子編『伴侶に先立たれた時』、春秋社、一九八八年、一三六‐一三七頁。

第八章　弱い立場の人々を支える社会の倫理

――「強さの倫理」と「弱さの倫理」

はじめに

大井玄氏は、北米やヨーロッパに一般的な「アトム的自己」に対し、アジア、アフリカ、南米などにおいては、「つながりの自己」が深層感覚に裏づけられていると指摘する。個人を独立した主体と考える前者の人間観と、つながりの視点が前面に出る後者の人間観とを対比する(1)。そして、超越的存在である神仏につながろうと願う独居高齢者を一例に挙げ、次のように述べる。「ひとりで住むお年寄りが増えています。終末期医療医としての私は、この世での生を終える人がつながる対象を見つけ安心している事実に、安堵するのです(2)」。大井氏の指摘どおり、個人の自立を重視する見方とは別の見方について検討することが、社会の弱い立場に置かれている人々を支えていくうえで重要な課題のひとつであると言えよう(3)。

平山正実氏は、現代社会における「強さのみを強調し、弱さを蔑視する文化は、本当に生き残れるのだろうか」と危惧の念を示す。「障害や病や老いや死」を排斥する人が多数を占める社会は、それらに苦しむ人をますますマイノリティに追いやる。そして、自らがそのような苦境に立たされたとき、人は同じように排斥される立場に追いやられることになると平山氏は警告する。そこで、「弱さ」の意味を改めてとらえ直すことの必要性が説かれる。平山氏は、社会学者の鶴見和子氏の例を挙げ、重病に見舞われるといった苦悩に見舞われたとき、私たちは「人間の真実」に気づかされることがあると指摘する。それは、「肉親や知人のあたたかい情け」「いのちの尊さ」、さらには苦悩の最中に感知される「癒しと救いの……働き」のことである。[4] 平山氏による叙述のとおり、弱さに寄り添う姿勢を現代社会に生きる人々に呼び覚ますために、病や障害を負うといった弱さには否定的な面ばかりではなく、肯定的な側面があることを浮かび上がらせることが重要である。

本章は、一方で自立概念を強調する倫理を「強さの倫理」とし、依存、脆弱性、小ささ、みじめさといった概念を熟慮する倫理を「弱さの倫理」として分類し、後者の視点から見た前者の問題点と、後者の意義を明らかにすることを目的とする。そこでまず、アメリカの代表的論者の見解を紹介し、「自立」と「依存、脆弱性」という二つの観点から問題点を明確にする。生命・医療倫理学の起こりは、いうまでもなくミルの『自由論』（一八五九年）を代表例とするようなリベラルな個人主義に基づく。それは、自己決定を最高原理とする個人の自由尊重を標榜したものである。このような背景の下、他の援助を受けず、自分の力で判断して生活を計画、管理するという自立の重要性が強調されてきた。一方で、こうした自立志向偏重の傾向に対し、近年、批判がなされてきた。日本を代表する哲学・倫理学者である加藤尚武氏は、ミルの「『他人に迷惑をかけなければ何をしてもいい』という自由の空しさ……は、文化を退廃と混迷に導いている」、と指摘している。[5] 自立偏重傾向に対する批判はアメリカにおいても起こっている。そうした代表的論者として、まず、ヘイスティングセンター設立者のひとりであるアメリカの医療倫理学者カラハンが挙げられる。カラハンは、リベラリズムを批判し、「人を周囲の人々と本質的に結びついた存在としてとらえる」共同体主義者のひとりである。[6] 第一節では、カラハンが「自立」と「依存」についてどのように考えるかを明らかにする。カラハンに次ぐ代表的論者として、ヌスバウムが挙げられる。ヌスバウムは、人の性格に備わり、社会生活の中で習慣化することによって身につくとされるアリストテレスの「徳」倫理学[7]に即して、現代の諸問題を再考しようとするアリストテレス派のひとりである。ここでは、ヌスバウムが「自立」と「脆弱性」の規則をどのように扱うかについて検討する。[8]

引き続いて、第二節と第三節では、ドイツの二人の現象学の哲学者シェーラーとシュタインによる分析を考察する。両者ともにフッサールと関係のあった哲学者であり、現象学の哲学的方法をさまざまな主題の分析に応用した。現象学は、世界に対する自然的態度を括弧に入れて、さまざまな先入見を排し、事象の必然的本質を見いだすというものである。[9] 以下、シェーラーが近代以降の文明社会と、病気、死別等に伴う苦悩体験をどのように分析し、苦悩に苦しむ人に寄り添うためのどのような道を示すのかを明らかにする。そして、シュタインが、環境に影響を受ける表層的な次元から転じて、内的世界に目を向けることにより、共同体の生に目覚める道筋をどのように示しているかを考察する。

一　アメリカの代表的論者の見解

1　カラハンによる「自立」と「依存」の分析

カラハンは、自立志向偏重の弊害を叙述し、それとは「別の生き方」を示唆する。自分のことは自分で判断し、自立した生活を続けていくことを望むのが人間の欲求である。これは重要なことであるが、「自立（independence）」を一方的に強調する社会の中では、かえって「死の恐怖、……自分自身をコントロールできなくなることへの恐怖」が蔓延する。たとえば、病気や失業などで、世間的な意味での成果をもはや上げることができなくなるとき、人は途方に暮れてしまう。このように論じたのち、カラハンは、自分の運命をすべてコントロールしようとする志向を諦め、恐怖に向き合うところのもうひとつ「別の生き方」を指示する。それはさまざまな喪失、病気、死を受容する姿勢である。そうした生き方の根底にある認識は、「壊れやすいもろさ（fragility）が私たち人間の条件」であるという認識である[10]。自立偏重の人生の指針に対し、こうした別の方向づけを示すカラハンの主張は注目に値する。しかし将来起こりうる事態を受容する姿勢は、ただでさえ毎日の生活に翻弄されている現代人には困難ではないだろうか。

カラハンはその点を次のように論じる。喪失、病気等に苦しむ人を取り囲む周囲の者においては、「依存（dependence）」を恐れる風潮が浸透しており、しかも自立に促す目標設定が、「他人の生活や負担」を拒否する風潮を強めている。こうした風潮の中、人は死すべき定め、人間のはかない性質、もろさを拒否する生き方から、これらに向き合う生き方へとすぐに転換できるわけではない。人の生き方は連続しており、「生涯全体を通じて形づくられる」、と[11]。

それでは、このような社会の風潮と人格の連続性という問題に対し、いったいどのような方策が立てられるのであろうか。カラハンは、人が生涯において、ひとりでできないことに関して他人に依存することは、汚点ではないという思想を獲得したり、援助を要する他者の面倒を見る経験を積んだりする生涯教育の必要性を説く[12]。たとえば、高齢になり、生活に心細さや不便を感じている人や、障害に苦しむ人とかかわり合う機会を増やすことが求められる。カラハンはこうした人間相互の依存関係を通じて、人は徐々にではあるが、他者における喪失や死に直面することの不安や、人間関係の苦しみ等を理解する道筋を手にすることができると言う[13]。

以上のように、共同体主義者としてのカラハンは、相互に弱さを受け入れ助け合うような相互依存の生き方を築くために、ひとりでできないことに関して他者に依存することの意義を認識する必要性を説く。カラハンのこうした主張の背景には、「壊れやすさ、もろさが人間の条件である」という哲学的認識があるのである。

2 ヌスバウムによる「自立」と「脆弱性」の分析——スティグマからの脱却の道

ヌスバウムは、「人間性を認識し、……人間性から目を背けることもなく、……自分が……脆弱である（vulnerable）ことを認める市民たちの社会」を提唱する。そして、社会における特定の人間集団に対する否定的評価、及び冷遇である「スティグマ（stigma）」を思索の出発点とする。「スティグマという厄介な問題を未解決のままにしている」リベラリズムに対して、人間性に深く根ざすこの困難な問題に立ち向かおうとするのである。たとえば、ミルの考え方は、大多数の人々が自己の能力開発の有利な機会をうるために、少数の人々が排除的、従属的立場にいることが持続する場合、それを是正する考えをもち合わせていない。単に人格を等しく尊重するというリベラルの立場を唱えても、人間の心理は複雑であり、そこには相互尊重に抗う力が隠されている。人々との関係を緊張に陥れ他者を攻撃するに至るこうした人間心理を分析し、その影響力を緩和できるような見方を提供できなければ、真にリベラルな社会は成立しないと主張される(14)。

たとえば、高齢者に対しては「老いというスティグマ」が付与される。スティグマは、社会で望ましくないとされる人々に「屈辱と恥辱を与え」、その個別性を奪い去るとされる。ヌスバウムが指摘するように、スティグマを付与された人たちは、「みなが共有している人間性と、また個人がもっている人格性の両方を否定」される。したがって、それは「人間の生活を傷つけてしまう強大な力」をもつものなのである。ヌスバウムが試みるように、人間社会の動きを合理的に処理するだけではなく、非合理な感情の影響力も視野に収めるような見解が求められよう。こうした人間の心理に根ざす感情を理解し、

その影響力を極力克服するような見解が求められると言える。(15)

社会の人々がスティグマをもつようになる原因のひとつに「羞恥心(shame)」、すなわち「欠点の露呈に対して生じる苦痛の感情」がある。ヌスバウムの叙述によれば、人間にはもともと幼児期から「原初的羞恥心」が潜んでいる。そのような土壌の下、一方的に「分離や自立こそが成熟(maturity)である」、完全であることが何よりも重要であると教え込まれると、人は「脆弱性や欠乏は……恥ずべきものである」と考える社会のメンバーになっていく。人々は「人にどう見られているのかという問題に取り憑かれ」、「完全であるように人に思わせたがる」ようになる。「現実の傷つきやすい自己を覆い隠し」、「自分の恐怖や欠乏、脆弱性などを世間に晒すまい」とする防護服を着る。そして人々は「平均としての正常な」集団に自らを位置づけ、そこから外れる集団よりは「ましだと感じる」ことで「心地よさと安全性の幻想」を抱こうとするのである。(16)このようなヌスバウムによる、原初的羞恥心と自立偏重の環境が外集団に対するスティグマの土壌になっているとの分析は注目に値する。しかし、それでは人々が意識を変えていくことはなおさら困難であるように思われる。

ヌスバウムはこうした事態に対処するために、次の認識の重要性を指摘する。すなわち、「傷つきやすい……自己の弱さが、人間に共通の問題である」という認識、及び「自分の……不完全性を受け入れること」が「成熟した人間である」という認識である。(17)ここには成熟に関する認識の大きな態度転換が示されている。自立こそが成熟の証しであるという認識に対し、傷つきやすい弱さが人間共通のものであり、むしろ自己の不完全性を受け入れることが成熟を示すということである。自立偏重の傾向に対しては、このような対極的な方向づけがなされなくては修正が困難であるのかもしれない。それでは、このような認識は具体的にどのような場面で示されるのであろうか。

ヌスバウムは精神分析治療医のドナルド・ウィニコット（Donald W. Winnicott）における「細やかなやりとり（subtle interchange）」の概念に注目し、そこでのコミュニケーションのあり方にひとつの場面を見いだす。[18] それは何か特別な問題について話し合うことではなく、日々偶然遭遇したことやいろいろな好みといった、聞き流されていくような話をつづけていくことである。聞き手が何か支配的に誘導し問題解決の近道を探ろうとすることの対極にある態度である。[19] ヌスバウムの解釈によれば、「細やかなやり取り」は自らの不完全性を自覚する人間同士の間で可能になる。弱さや欠乏も恥ずべきことではないという感触をうることによって、人は「不完全な者同士の柔和で創造的な細やかなやり取り」に喜びを感じるようになるのである。[20]

以上、ヌスバウムは一方で自立の重要性を認めながら、その一方で羞恥心と結びついてスティグマにつながるような、その偏重の弊害を指摘する。脆弱性は人間共通のものであり、自己の不完全性を受け入れることが人間性の成熟を示すという考えを強調する。人間には自立して物事を自ら判断できる能力がある。その一方で、人間性には動物性や死、有限性などの脆弱性が認められる。社会はこの後者の側面を拒否するのではなく、それを受容することが求められるのである。このような自立と脆弱性をともに強調するヌスバウムの考察様式は、徳に対する反省を単一の考えに集約するのではなく、複数のすぐれた規則を提示し討議を促すというアリストテレス派の特徴を示す。[21]

これまでの考察をまとめるとするならば次のようになろう。カラハンは自立偏重の風潮に対し、人間相互の依存関係の意義を強調した。そして、他者に依存することの意義の理解を広めるための生涯教育の必要性を説いた。ヌスバウムは、自立だけではなく脆弱性も優れた規則であることを提示し、社会にさらなる討議を促した。その考察は、原初的羞恥心と自立偏重の環境の中に社会の人々に蔓延するスティグマの土壌を見出し、その打開のために不完全性を自覚する者同士で可能になるような、気楽なコミュニケーションの場面を描出したものであった。

両者の違いは以下にあると考える。カラハンは共同体主義者として、自立に対して相互依存の生き方を主張する点に力点がある。一方ヌスバウムは、どれかひとつを強調するのではなく複数の徳を受け入れるアリストテレス派として、自立と脆弱性の両規則をともに人間性を支える特徴であるとしている。そして、それらの規則がさらなる討議を通じて修正、拡張されることに余地を残している。(22)

二　近代以降の文明社会と苦悩、及び苦悩に苦しむ人々に寄り添うための道
――シェーラーによる哲学的分析

シェーラーは現象学の方法をさまざまな哲学的主題の分析に応用した。シェーラーによれば、近代以降の文明社会における悲嘆者を取り巻く環境は、苦悩にある人たちの意識に適合しているとはいえない。その要因をシェーラーは二つ挙げる。一つめに近代以降の文明人の快を求め苦を避けようとする快楽主

義がある。それは、死と苦痛に直面する際の深い次元での体験を感知できない。二つめに、文明社会に支配的な「自己責任」の理念がある。この自己責任の理念にともない、近代以降の文明人は「孤立化、孤独、不確かさ、共同体や伝統や自然からの疎外、憂慮、また生の不安」の中を生きている[23]。シェーラーによる、快楽主義と自己責任の理念が人と人との結びつきをますます分断しているという洞察は注目に値する。それでは、こうした事態の中で苦悩をかかえる人々に寄り添うために、果たして私たちはどのような道を模索すればいいのだろうか。

シェーラーは、「緊張の道（Weg der Anspannung）」と、キリスト教的苦悩論に認められるような「苦痛と苦悩の……認容による」「緊張緩和の道（Weg der Entspannung）」とを比較し考察を進める[24]。前者の道は、精神と意志を緊張させ完全性を理想とし、「自己完全化（Selbstvervollkommung）」をめざすものである。そこでは人は、自己と自己の意志のみを頼りにし世界の歩みに対して不信感をもつ。シェーラーによれば、この道を人が辿ると「世界と世界の価値が自己に集約」されるようになり、他者の「不幸（Übel）」や「弱さ（Schwächen）」に遭遇しても「自分の方がどれほどましか」という感情を抱くようになると言う。一方、後者の道は、「すべての生じる事物の根底（Wurzel）への信頼」を出発点とする。そして、「不幸」と「弱さ」による他者の苦しみに遭遇するならば、それをともに感得すると言う[25]。

シェーラーは、「誇り（Stolz）」と「謙遜（Demut）」という概念を用いて、この二つの道に関する考察をさらに深化させる。前者の「緊張の道」は自己を誇ることをめざし、「自己尊敬（Selbstachtung）」

と「非依存性（Unabhängigkeit）」の獲得に努力する。独立をめざすこうした姿勢は、世界や人間との結びつきの糸を切断すると言われる。これに対し「緊張緩和の道」を可能にするのが、自己の存在に対する「謙遜」な姿勢であると言う。それは大いなるもののまなざしの前に、自己の性質や倫理性を省み、自らの「小ささ」を自覚する態度である。またこの態度の下では、人はわずかな幸せでもそれを感謝して受け止めるようになると言う。たとえば、「光と空気、海と花」「足と手と目がある」ことが感謝すべきことになるとシェーラーは言う。それでは、前者の道から後者の道へ移行するためにはどうすればいいのだろうか。シェーラーは、「自己の思い誤った正しさ、品位、功績、人からの尊敬」といったものをいったん思い切って手放すことが肝要であると言う(26)。

以上のようにシェーラーは、近代以降の文明社会が快楽主義と自己責任の理念に基づいて個人同士の関係性を分断させている事態を重く受け止める。そして人と人との関係性を呼び起こすために、キリスト教的苦悩論を哲学的に分析することにより、自らの小ささを自覚する謙遜な態度に根差すところの「緊張緩和の道」を示す。それは他者との競合に翻弄される思考から、自らの内省へと方向転換する態度である。このような次元に移行するためには、これまで執着していた自己の正しさ、功績、評判などをいったん手放すことが求められる。このような経過を辿る「緊張緩和の道」の根底には、人や物事に対する不信に囚われていた心を脱皮して、自己を緊張させ防衛しなくてはならないような出来事や人々との関係の、その根底にある意味に対する信頼があるのである。

三　共同体の生に目覚める道
――シュタインによる哲学的考察

1　悲嘆者に寄り添うことを困難にしている要因

シュタインは社会の二つの偏見に苦しんだ哲学者である。まず女性ということで大学教授になれず、次にユダヤ人ということで家族を失い、アウシュビッツ強制収容所で命を奪われた。(27) 彼女の苦悩と人間性についての洞察は、現代社会において苦悩に苦しむ人々を支えるための有意義な示唆を与えてくれるものと思われる。

シュタインは、周囲の者が悲嘆者の感情に寄り添うことが困難である原因についての哲学的分析から考察を始める。一つめに、社会の風潮がある。「共同体の体験の風潮（Erlebnisstrom der Gemeinschaft）」は、個人の体験とは別に「多数を占める個別的主体の意識」によって構成される。個人の意識は、この共同体全体を取り巻く風潮によって影響を受ける。私たちは、日常生活において「表層的に（oberflächlich）」多種多様な価値を甘受するのであるが、どのような価値を甘受するかは、自分の活力やその置かれている外的状況に左右されるのである。(28) 二つめに、個人を取り巻く周囲の人々の心的感染が指摘される。周囲の人々の態度には個人の判断に対する感染力がある。心的感染を受けた個人は、そうした周囲の人々の判断を「盲目的（blind）」に引き継いでしまう。感情面においても、個人は取り巻く環境の「怒り、憤慨、……憎悪」に感染することがある。これらの感情は、個人の人格から発するものではなく、「自己欺瞞（Selbstäuschung）」に基づくものであり、その中身は空洞でもろいものであるが、このような不当な感情が共同体を貫徹することもあるのである。三つめにシュタインは、利益社会に特有の「排他性（Ausgeschlossensein）」を指摘する。すなわち、利益社会における通常の成員は、自分たちとは異質な他者を排除することで、その「内的共属性の感情（Zusammengehörigkeitsgefühl）」を維持すると言われる。[29] 以上、悲嘆者に寄り添うことを困難にしている、社会の風潮、心的感染、排他性といった要因に関するシュタインによる分析は、社会における人々の心理を的確に描写していると思われる。

シュタインの考察はさらに深化する。一見自分たちの立場を保護しているかに見えるそうした感情が、人間をさまざまな惨めな状態に陥らせていると言うのである。人間は、置かれた環境での体験に心を奪われることにより、「世間の事物によってさまざまなみじめさ（Armseligkeit）に苦しまなくてはならない」。たとえば、「欺瞞、……情欲、批判したくなる傾向、暇つぶしなど」である。しかもこれらの状態に留まり続けると、ある種の傾向性が習慣化される。すなわち、「憂鬱、恐怖、憎悪、大胆な希望、名誉欲への傾向」、さらに、「誇り、貪欲、嫉妬、怒りなど」の感情が根づくと言うのである。[30] シュタインによるこのような両面的心理描写は、自分の立場を守るために奔走する人々の裏側に隠されている状態を見事に描き出していると言えよう。

このような状態から一度に抜け出すことができれば一番いいのかもしれないが、多くの人にとりそれは困難なことであろう。シュタインによれば、人間の魂の本性は、人間同士の結合のうちにある。人間の「身体的、精神的、霊的全構成体の核」に当たるところの人間の魂は、「本性上、……他者と存在を分かち合うように仕立てられている」「人間性は、その霊（Geist）の本性からして、共同体の生へと招かれている」[31]。しかし、そのような最も内的な魂の本性に根差して生きている人は少ない。「集中的に生きる人は少数である。たいていの人においては自我が表層において地位を占めており、それが揺らぎ深層に引き入れられるのは大きなイベントに因る」ことが多い[32]。

2 他者受容への道

このような事態にあって、自己変容と他者受容への道は私たちに開かれているのであろうか。シュタインはそのためのさまざまな道を模索する。「体を調えることによって魂の力が新たな補給を繰り返しうることもある」と言う。また「照り輝く太陽の光、晴天に輝く空、晴れ渡る風景、快活な子供たちの笑い声、元気づける言葉、これらすべてが魂の新たな命を目覚めさせることもある」。さらに、魂の力の補給が「彼我の世界からの流入によって与えられることもある」。しかし、魂のこれらの「内的なものへの滞在は長くは続かない。外的世界への傾向は……再び強くなる」。人間は毎日のように「内的知覚、経験、観察の対象にかかずらうに十分な素材」をもっており、そこでは「多くの人にとって残りの世界より自我が重要」になるのである[33]。

そこでシュタインは、内的経験に向かうための「もうひとつ別の入り口（ein anderer Zugang）」を指示する。それは私に命じられている要求と私の自由との関係のうちに見出される。人は、人間の本性に根差すところの、かくかくしかじかに振る舞うべしという「人格への呼びかけ」を聴くことがある。その呼びかけは、共同体の「他の成員との関係において展開可能な」人間の本質に関係する。[34] したがって、「他者の特異性に尻込みし自らの心を閉ざ」してしまうならば、その本性の開花は望めない。[35] これに対し、人間が自らの人格への呼びかけに応えるために他者に対して心を開く行為を、シュタインは個々人が選択すべき「自由な所業（freies Tun）」であると言う。[36] この自由な精神性は、自己のこれまでの態度の変容を意志するひとつの決意であると言えよう。

シュタインによれば、人はこのような一歩を踏み出すとするならば、他者に触れ合う中で、「さまざまな相違があるにもかかわらず、すべての時代、風土に共通するものを経験」する。また、「異なる性質の人間存在と触れ合う中で自己を豊かにし、足りないところを補うことの経験」もあると言う。[37] こうした人間存在としての共通性の発見と、相互に相違する人格の個別性に触れ合う中で自己を調整していく経験は、人間の本質の内に潜在的にある可能性の開花につながる。そこには単に、前述のような世間からの影響の下、苦しんできたみじめな「残存する腐敗した性質からの解放」が、徐々に成し遂げられるということだけではなく、共同体への生という、今まで「充足されていない可能性を展開」するという積極的意義が認められるのである。[38]

周囲に心を開く態度は簡単にはできることではないと思われる。むしろ、周囲が恐怖、反感の対象になることもあるだろう。しかしそれでもシュタインは、そうした感情に身をゆだねるのではなく、他者に心を開くことの重要性を強調する。その一歩は個人の自由な決断に基づく。それは深化した次元における自らの人格への呼びかけに応えようとする態度である。他者との関係性には無理解、誤解、攻撃などがやはり起こりうる。ときには自分が軽蔑され、過小評価されることを甘受しなくてはならなかったり、この世で「もっとも味気ないこと」を選ばなくてはならなかったりすることもあろう。[39] したがって、日常においてはままこういうことも起こりうるのだという、困難を引き受ける心の準備も求められる。こうした認識を踏まえ、他者に心を開く方向に舵を切った者は、少しずつではあるが表層的な次元を離れ、他者との共通性及び相違性を経験する。この経験は、これまで潜在的であったところの、他者との分かち合いという自らの可能性を開花することにつながるのである。したがって、そこでは単に他者にどれだけ寄り添ったかといった側面だけが話題にされるのではない。他者を内的に受け入れることは、同時にその人自らの「存在の上昇」を示すのである。[40] この一種の飛躍を人格の自由な精神性に求めているのは、シュタイン哲学の独自な点であると考える。他者との関係性が自らの潜在能力の開花につながるという積極的主張は、将来起こりうる不安な事態に向き合うことに尻込みする人々に対して、説得力のある動機づけになると考える。

おわりに

シェーラーは、近代以降の文明社会において、人と人との関係性が分断させられている原因を、快楽主義と自己責任の理念に見出す。苦悩に苦しむ人に寄り添うために、自分の小ささを自覚する謙遜に根ざす緊張緩和の道を示した。シュタインは、悲嘆者に寄り添うことを困難にしている要因を、社会の風潮、心的感染、排他性に見出しただけではなく、そうした感情が社会の人々をさまざまな惨めな状態に陥らせていると主張した。

シェーラーにおいては、これまで執着していた自己の正しさ、功績、評判などをいったん手放し、「すべての生じる事物の根底への信頼」をもつことが共同体の生に人々が向かうための出発点になる。シュタインにおいては、表層的な次元から転じて、深化した次元における共同体の生の潜在的能力の開発へと、みずから決断することが求められる。このように、両者においては、カラハンやヌスバウムには見られない、心理的な次元の根底にまで突き進む「出来事の根底に対する信頼」と、人間の本性に根ざす潜在能力に関する「自己理解」が描かれている。前者は、不信の表層的意識から出来事の根底にある意味に対する信頼へと身をゆだねる態度である。後者は、時折想起できるが、目覚めていない自己の潜在的能力を開花しようとの覚悟ある決断を示す。両者のこうした洞察は、事象そのものにまで探求しようとする現象学的方法の特徴を示すものである。深い苦悩体験、近代思想の影響、社会の風潮、心的感染、共同体を支配しうる感情などに関する分析を踏まえるならば、この二つの洞察が不可欠であると考える。

船木祝・山本武志・旗手俊彦・粟屋剛の研究グループが行った、北海道A市及びB市在住の六五歳以上の独居高齢者男女各六名計一二名を対象とする質的記述的研究において、詳細は（3）に示した文献を参照していただきたいが、とくに注目した点は以下のものであった。それは、一方で、気の小ささ、面倒くさがりなどといった自らの性格の弱点をそのまま受け入れ、その一方で、何でも気兼ねなく話せるような周囲の人との親密な関係性を求めている研究参加者の姿である。このような独居高齢者が精神的に満足した生活を送るためにも、周囲の者が自立だけではなく、脆弱性を人間存在の条件として認識する必要があると考える。[41]本章でとり上げたアメリカとドイツの四人の思想家による、そうした認識を困難にしている要因とそれに対して講じられている打開策は重要な示唆を与えるだろう。

一方で、人間の存在条件の認識を踏まえながら、他者に寄り添う姿勢を構築していく課程においては、心の内にあることをオープンに表明しながら言葉を駆使して進めていく欧米の対話形式は、どちらかと言えば、率直に自分の思いや考えを表明することに気後れがする人が多い日本でそのまま適用することは困難であると考える。大井氏も、高齢者の孤独感と寂しさを助長するつながりの喪失に対しては、論理や情報を前面に出すよりも安心した環境づくりの重要性を指摘している。[42]まずはこのような環境づくりがあって、そのもとで自由な言葉の交流も可能になると言える。筆者は、このような環境づくりを医療・福祉従事者と患者・高齢者との関係においてだけではなく、それらの人々を取り囲む周囲の者同士や市民の間でも形成していく必要があると考える。

注

（1）　大井 2008, 一八四 - 一八五頁。

（2）大井 2011, 一八二 - 一八三頁。

（3）今後、一層進行すると想定される高齢社会での人々の単身化にあって、一人暮らし高齢者を支えることは、喫緊の課題であると言える。船木・山本・旗手・粟屋の研究グループが行った、A市及びB市在住の六五歳以上の独居高齢者男女各六名計一二名を対象とする質的記述的研究の結果報告については、文献［船木ら 2015］を参照。

（4）平山正実『はじまりの死生学――「ある」ことと「気づく」こと』春秋社、二〇〇五年、一七七、一八一 - 一八三頁。船木 2017a, 一四八頁参照。

（5）加藤尚武『現代倫理学入門』、前掲書、一八八頁。

（6）生命倫理百科事典翻訳刊行委員会編『生命倫理百科事典』丸善出版、Ⅱ巻、二〇〇七年、八一五、八二〇頁。

（7）粟屋剛、宍戸圭介、加藤穣編『生命倫理学講義スライドノート』ふくろう出版、第二版、二〇一五年、四頁。

（8）ヌスバウムは、社会で「弱い立場に立たせられる人々」に障害者、病者、死別者、高齢者だけではなく、経済的弱者、性的マイノリティ、人種的マイノリティなども含めて考察しているが、本章では、前者を検討の対象にする。Nussbaum 2004, p. 217. マーサ・ヌスバウム『感情と法――現代アメリカ社会の政治的リベラリズム』河野哲也監訳、慶應義塾大学出版会、二〇一〇年、二七六 - 二七七頁。

（9）廣松渉、子安宣邦、三島憲一他編『岩波哲学・思想事典』岩波書店、一九九八年、四六一 - 四六二頁。

（10）Callahan 2000, pp. 129-130, 132, 143. ダニエル・カラハン『自分らしく死ぬ――延命治療がゆがめるもの』

岡村二郎訳、ぎょうせい、二〇〇六年、一四二－一四三、一四五、一五八頁。
(11) Callahan 2000, pp. 132, 141, 144. 邦訳、一四六、一五六、一五九頁。
(12) Callahan 2000, pp. 144-145. 邦訳、一六〇頁。
(13) Callahan 2000, pp. 141-143. 邦訳、一五七－一五九頁。
(14) Nussbaum 2004, pp. 17, 217, 322, 334, 341. 邦訳、二〇、二七六、四〇四－四〇五、四二〇、四三〇頁。
(15) Nussbaum 2004, pp. 217-218, 220-221, 322. 邦訳、二七七－二七八、二八〇－二八二、四〇五頁。
(16) Nussbaum 2004, pp. 173, 191-194, 199, 218-219. 邦訳、二二一、二四四－二四六、二四八、二五四、二七八－二七九頁。
(17) Nussbaum 2004, pp. 199, 215. 邦訳、二五四、二七四頁。
(18) Nussbaum 2004, pp. 17, 190. 邦訳、二〇、二四三頁。
(19) D. W. ウィニコット『抱えることと解釈――精神分析治療の記録』北山修監訳、岩崎学術出版社、一九八九年、二九九－三〇〇頁。
(20) Nussbaum 2004, pp. 191, 195. 邦訳、二四三、二四八頁。
(21) 加藤尚武、児玉聡編・監訳『徳倫理学基本論文集』勁草書房、二〇一五年、一二八－一二九頁。ヌスバウムの考察の特徴は、アリストテレス派ということだけではなく、そのケイパビリティ・アプローチにある。人々の多様性を考慮に入れながら、人が何かを行うための実質的自由であるケイパビリティを保障すべきであるという濃厚な議論の検討については、今後の課題とさせていただきたい。神島裕子『マーサ・ヌスバウム――人間性涵養の哲学』中央公論新社、二〇一三年、四五－八六頁。

（22）加藤尚武、児玉聡、前掲書、一二八－一二九頁。

（23）Max Scheler, *Schriften zur Soziologie und Weltanschauungslehre*, Gesammelte Werke, Bd. 6, Francke Verlag: Bern, ^{2}1963（^{1}1923）[SOZ], S. 47, 49, 70.『シェーラー著作集９』飯島宗享、駒井義昭、河上正秀、梅本信介、山田全紀訳、白水社、一九七七年、七三、七七、一一二頁。本書、第七章二－４、及び船木 2012, 四〇－四一頁参照。

（24）SOZ, S. 68. 邦訳、一〇八－一〇九頁。

（25）Max Scheler, *Vom Umsturz der Werte*, Gesammelte Werke, Bd. 3, Francke Verlag: Bern, ^{5}1972（^{1}1915）[UMST], S. 22-23.『マックス・シェーラー著作集４』林田新二、新畑耕作訳、白水社、一九七七年、三三－三四頁。本書、第七章二－４、及び船木 2017a, 一五二－一五三頁参照。

（26）UMST, S. 18-19, 21-22. 邦訳、二六－二九、三一－三三頁。船木 2017a, 一五一－一五二頁参照。

（27）本書、第七章注２、及び船木 2012, 四三頁参照。

（28）Edith Stein, *Beiträge zur philosophischen Begründung der Psychologie und der Geisteswissenschaften*, Edith Steins Werke, Bd. VI, Verlag Herder: Freiburg im Breisgau, Neudruck 2010（^{1}1922）[B], S. 119, 198-199.

（29）Ebd. S. 223, 241. Vgl. Rieß 2010, S. 451.

（30）Edith Stein, *Kreuzeswissenschaft*, Edith Steins Werke, Bd. I, Verlag Herder: Freiburg im Breisgau, ^{3}1983（^{1}1953）[KW], S. 72-73. 船木 2017a, 一五四－一五五頁参照。

（31） Stein, Edith: *Endliches und ewiges Sein. Versuch eines Aufstiegs zum Sinn des Seins*, Gesamtausgabe, Bd. 11/12, Verlag Herder: Freiburg im Breisgau, Neudruck 2006（^{1}1950）[EES], S. 400, 425, 501. 本書、第七章三－1、及び船木 2012, 四一－四二頁、及び船木 2017a, 一五六頁参照。

（32） EES, S. 370. 船木 2017a, 一五五頁参照。

（33） Ebd. S. 367, 372-373. 船木 2017a, 一五六頁参照。

（34） Ebd. S. 369, 374, 425.

（35） B, S. 226.

（36） EES, S. 369, 430. 本書、第七章三－2、及び船木 2012, 四二頁参照。

（37） EES, S. 427. 船木 2017a, 一五七頁参照。

（38） Ebd. S. 424-425. 船木 2017a, 一五七頁参照。

（39） KW, S. 55. 本書、第七章三－2、及び船木 2012, 四二頁参照。

（40） EES, S. 430.

（41） 以下の文献も参照。船木祝「独居高齢者を支える社会について哲学・倫理学的に考える」、地域ケアリング第一八巻四号通巻二三八号、二〇一六年、六〇－六一頁

（42） 大井 2008, 一二五、一六四頁。大井 2011, 一四三頁。

第九章　共同体形成の困難な社会

――高齢者との関連において

はじめに

私たちは独立した個人としてだけではなく、さまざまな共同体の成員として生活する存在である。しかし共同体の中に入ることには面倒な気持ちや不安感、恐怖感が先立ち、困難なことがある。また、いったん共同体に入ったとしても、抵抗、誤解、陰口などを経験することにより、そこから結局離れてしまうこともある。だからといってひとりの世界に閉じこもってしまうと、他者と対話することで見出される個人のアイデンティティの発見も、さまざまな価値を理解したり共有したりすることで感じられる喜びも達成されない。東日本大震災の折に、日本では「きずな」ということが叫ばれ、困難な状況下、お互いに助け合おうという潜在的に隠れている気持ちが表面化した。しかし、そうした機運は時間とともに風化していき、潜在的可能性の芽はまたしぼんでいるように思われる。その背景のひとつに、日常生活や社会生活にあって相互理解が育まれなかったり、対立関係が助長されるたりする場面を経験することがあげられる。

このような社会の風潮は、高齢者の生活にも影響を及ぼす。とくに、配偶者との死別等において一人暮らしを続けていく独居高齢者は、同居家族がいた頃よりも一層人との交流を求める気持ちを強めていくことが多い。高齢者は、もともと人との交流にこころを閉ざしているわけではない。中には趣味の集まりや自治体の活動等に活力源を見出し、生き生きとした日々を送る高齢者もいる。その一方で、人との交流を求めながらその機会がえられなかったり、いったんは趣味の集まりや自治体の活動等に参加しながらも、その後そこから離れていったりする高齢者もいる。

共同体に入っていくことを望みながらもそこに入っていくことに困難を感じたり、そこから離れていったりする事態は、何も高齢者に限って生じているわけではない。むしろ、共同体よりも個人を優先しようとの社会の風潮が、高齢者の生活にも影響を及ぼしていると言える。そこには考察すべき次のような問いがあると考える。すなわち、私たちは共同体形成の観点から見て、どのような社会に暮らしているのであろうか。私たちが思案するべき原点は、どこにあるのだろうか。自己存在及び人間存在について、どのような理解をもったらいいのであろうか。そして現状を踏まえたうえで、どのような態度をとればいいのだろうか。これらの問いに対する示唆をうるために、まずは、現代社会の共同体形成の阻害を問題視した、代表的哲学者による分析を考察してみたい。

一　共同体形成の問題について

1　対話の閉鎖と再解放――テイラーによる哲学的分析

リベラリズムを批判し、「人を周囲の人々と本質的に結びついた存在としてとらえる」共同体主義者のひとりであるテイラー(1)は、現代社会の問題点を次のようにまとめている。人間の生は元来、対話的性質のものである。対話が共同体形成の基盤になる。しかし、対話は現代社会では阻害されている。その事態をテイラーは自己中心的滑り坂と呼ぶ。現代社会では、社会的アトミズム、極端な人間中心主義、非人称的なその場かぎりのつきあいの傾向が助長されている。したがって、濃厚な差し向かいの人間関係も築きにくい。そのような状況に至った要因として、ある目的に対するもっとも効率のいい手段を考える「道具的姿勢(instrumental stance)」の傾向が、過度に強まっている点があげられる。他者の存在価値は、ある目的のための効率のいい手段として計算される。さらに、道具的姿勢は、自己に対する関係においても支配する。(2)自らの存在を、ある目的達成のためだけの手段として扱うならば、その目的が達成されたとしても、また次の目的の達成に追われ、いつまでも充足感はえられない。まして目的達成に挫折するならば、自らの存在価値は感じられなくなる。

テイラーによれば、こうした道具的姿勢に終始しがちな他者及び自己との関係性の中で、それならば他者との関係性を切断することで自らの自己像を実現しようとして、他者との関係から遠ざかる形の理想もあるが、それもけっして望ましいものではない。対話の道が閉ざされれば、よりよい社会の実現も、親密な領域の関係性も、ひいては自らのアイデンティティの形成も不可能になるからである(3)。

そのような事態にあって、だからといって単に道具的姿勢を非難するだけでは、打開の道は切り開かれないであろう。文化を全面的に非難してもよりよい方向へと社会は向かうわけではない。テイラーが、相互の平等性を承認し合うような開かれた対話の実現のために何よりも提唱するのは、ある価値観の合意である。それは、私たちが理性をもち、愛し、記憶し、対話する存在であるという実質的合意のことである。この共通理解のもとにはじめて、開かれた対話が可能になる。これらの価値に対する理解がえられなければ、対話は困難になる。また、その価値観の共有のもとで、歴史、自然、人間同士のニーズ、市民の義務といった、個人の利害関心を超えた視点に立つような対話も可能になる(4)。

たとえ共同体形成が困難な様相を呈しているとしても、そうした現実の状況から離れることによって、個人の生活の安泰を守ろうとすることをテイラーはよしとしない。状況から離れず、状況に入っていく中で、現実の人間、生身の人間の身体的状況やさまざまな情動、伝統的生活形態等にも触れていくことができる。そのような接触においてこそ、それぞれの「文化に生命を与えている理想について共感をもって論議する」ことが可能になる。すなわち、道具的姿勢に偏ってはいなかったところの、もともと私たちの文化の中にあった「道徳の源泉（moral sources）」の発見がなされるとテイラーは言うのである。元来あったところのそのような精神を呼び起こすことで、道具的理性の暴走を食い止めることも可能になるのである。たとえば、テイラーは、道具的姿勢をむしろ背後で支える理念であったところの、歴史的にあったひとつの道徳的源泉として、「実践的で普遍的な博愛の精神（practical and universal benevolence）」をあげる(5)。

以上のテイラーによる対話の道の閉鎖とその再解放の可能性についての見解は、現代社会の状況を捉えていくうえで重要な示唆を与えると考える。そもそも対話の価値に対する共通理解がなければ、対話は成立しないであろう。

2　高齢者に対するスティグマ――ヌスバウムによる哲学的分析

アリストテレスの「徳」倫理学(6)に即して、現代の諸問題を再考しようとするアリストテレス派のひとりであるヌスバウムは、スティグマ、すなわち、「特定の人間集団に対する極端に否定的な評価や、他の集団に対する明白で公然の冷遇」が共同体形成の大きな阻害要因であることを示した(7)。ヌスバウムによれば、リベラルな立場はこのスティグマの問題を直視していない。ミルの『自由論』（一八五九年）を代表例とするようなリベラルな個人主義に基づくことによって、現代社会においては、他の援助を受けず、自分の力で判断して生活を計画、管理するという自立の重要性が強調されてきた。しかし、そうした思潮において、多くの人が自己のコントロール能力の拡張を目論む中で、排除的、従属的立場にいる者の状況への視点が背後に押しやられた。また、単に人格を相互に尊重しようと称えるリベラルの立場だけでは、人間の複雑な心情を把握することができない(8)。

近代以降の社会においては、さまざまな差別が問題となった。このような差別を生じさせている原因のひとつにスティグマがある。このスティグマという困難な問題に立ち向かうような哲学が求められている。スティグマを理解するためには、人間の複雑な心情を分析する必要がある。メスバウムによれば、高齢者に対する差別には、他の階級、人種、性別などに対する差別とは異なる特徴がある。高齢者に対する差別には、その状況が「将来の自分なのだ」という意識が根底にある。すなわち、中年期までの世代の者は、まだ「自分はあんな風ではない」と思い、高齢者集団と自分を区別しようとするのだが、その態度の根底には、いずれ自分もあんな風になるという恐怖が隠れている。その恐怖には、「自分もあんな風に衰弱し、……腐敗していき、死に近づいていく、という見通しに対する、一種の嫌悪感(disgust)」が伴う。そのような嫌悪感からスティグマが生じ、高齢者に対する真実ではなく幻想に基づくステレオタイプが形成されると、ヌスバウムは言うのである。このことによって、高齢者はその個々人の能力が評価されずに、「全体として、すべての生機能にわたって若い人より能力がないと想定され」ることになる。しかし、高齢者集団を外集団と位置づける集団にも、いずれ長く生きたらその一員になることを避けられないという恐怖が影を落としている。したがってヌスバウムは、高齢者に対するスティグマは、将来の自己に関わることであるがゆえに、自己に対する嫌悪感、ひいては自己排除を含むと述べる(9)。

医療関係者もそのようなスティグマから免れていない。医療者が、衰弱や病気に見舞われる高齢者集団の、まだあるはずの認知能力や運動能力を低く見積もり、それを単に自然で「正常な老化現象」として捉えてしまうと、高齢者の方も「やっても無駄」という後ろ向きの姿勢となり、身体と精神を鍛えなくなってしまう。一方、高齢者の知力及び体力を増進させようとのシニア向けの運動トレーニングや教養等の教室があるが、そのような集団隔離にも、ヌスバウムによれば、ひとつの弊害があると言う。それは、世代間の友情関係を後退させることである。たしかに家族においては個人的な世代間交流があるかもしれないが、それは「専門的分野での実務能力や、……好きな活動への注目」を促すものではない[10]。社会における他世代との交流が望ましい。しかしそのためには、まず若い世代が、将来の自分の存在を含む、自己の全体的存在に背を向けないことが求められる。さまざまな年齢を生きる自己を受容するという課題に向き合うことが求められるのである。

以上のヌスバウムの分析は、人々の結びつきの阻害要因になるスティグマのうち、高齢者に対するスティグマには他にはない特徴があることを明らかにした。すなわち、高齢者に対するスティグマは、将来、自分に跳ね返ってくるということである。

3 共同体回復への道 ―― シュタインによる哲学的分析

ドイツの現象学の哲学者シュタインによれば、社会における人々の結びつきを困難にしている要因として、「心的感染」と「排他性」がある。まず、周囲の人が、怒り、憤慨、憎悪に駆られて、ある人々を攻撃すれば、どうしても、その言葉に触れた個人にその感情が感染する。感染の範囲は、陰口となって拡がっていく。相互に攻撃し合い、陰口を言い合う環境は、信頼に基づく人間関係の形成のためには適切ではない。次に、社会においては「排他性」の意識がはたらく。ある異質な者を排除することで、自分たちの仲間意識を高めようとするということである[11]。自分たちは排除されたくないという気持ちがはたらくことで、集団による異質な他者に対する攻撃が激化していくことがある。しかし、このような排除を受けた人の心の傷は計り知れない。中には、人間関係に恐怖を覚え、ひとりの世界に閉じこもってしまう者もいるであろう。一方、シュタインは、排除する側に立つ人たちも、さまざまなみじめな状態から免れられないと言う。それは、「欺瞞、……情欲、批判したくなる傾向、暇つぶしなど」といった状態である。それらが習慣化すると、「憂鬱、恐怖、憎悪、大胆な希望、名誉欲への傾向」、さらには、「誇り、貪欲、嫉妬、怒りなど」の感情がこころに根づいてしまうとシュタインは述べる。[12] このように、排除される側の傷も、排除する側のみじめさも深まってしまい、双方ともにそうした状況から脱皮するには大変な困難がある。

シュタインによれば、それでも人間は「本性上、……他者と存在を分かち合うように仕立てられている」「人間性は、その……本性からして、共同体の生へと招かれている」と言う。[13] シュタインは、共同体の回復のため、とくに二つの点を指摘する。一つは、次のようなこころの準備をやはり、どこかにもっておかなくてはならない。それは、人との関係においては、無理解、誤解、攻撃、軽蔑、過小評価などを経験することがあるという覚悟である。それでも、こころを完全に閉じてしまわないで、対話への希求の気持ちを絶たないことが求められる。その気持ちがあれば、誤解が解けることもありうるし、また別の集団で新しい仲間を見出せるかもしれない。二つめにシュタインは、人間関係における利害関係、成果、技術的側面だけではなく、精神的次元の重要性を指摘する。[14] 人間には、現実の利害や効用を超えたものに喜びを感じるこころがある。利害や効用の比較を離れたところに、人間同士の結びつきの原点を見出そうとすることが、そこでは求められる。シュタインによれば、そのような人間同士の交流を実現するためには、人は他者に対してこころを開かなくてはならないと言う。他者に対してこころを開くこの行為にこそ、シュタインは、個人が選択すべき「自由な所業」を見出すのである。すなわち、共同体の生に入るか、そこから離れるかに個人の生の形成の分岐点があり、その分岐点での決定は、個々人の自由に任されているということである。そこでは、身体的、感覚的、物質的状況とは別の精神的世界に自らを移し置く場面もあるはずである(15)。

シュタインによれば、こころを開くということは、必ずしも社会のネットワークに対してオープンになるということであるわけではない。社会的ネットワークに参加する中で、個々人の相違が際立ち、かえって個人の孤立感が高まることもある。シュタインが説くところのオープンであることは、何よりもこころを精神的世界のつながりに向けて開くということである。普段は社会的利害関係に忙殺され、そこでのやりとりに終始しがちな自分と他者のあり方から、こころの目をその内面のいのちに関わる次元に向けるということである。私たちは、「表層的な」多種多様な価値を追い求める日常生活を送っている。そのため、普段は、人間存在の深化した次元に目を向けることが少ない。「集中的に生きる人は少数である。たいていの人においては、自我が表層において地位を占めており、それが揺らぎ深層に引き入れられるのは大きなイベントに因る」ことが多いとシュタインは指摘する(16)。人間のいのちは、老い、病、死を経験する。それらは、社会における利害関係だけでは説明しきれない次元を示唆する。たとえば、家族との死別は、利害関係だけでは説明しきれないような人間存在のあり方を示すことがある。人間同士の人格の中心的な次元におけるつながりと、周囲のささやかな支えや温かい眼差しのありがたさを感得することがある。人格の中心的次元は、本来人間存在のうちにあったからこそ、病や死といったイベントにおいて表に現れてくると言える。人間同士のどんな困難な状況にあっても、人間存在のこの内面のいのちの次元を信じて、他者にこころを開く態度をとろうとすることに、人間の自由な精神的所業が示されるのである。

以上、シュタインの哲学的考察は、人間が本来共同体的存在であるという認識を出発点とする。そこには、共同体形成の阻害要因の分析、及び共同体形成プロセスにおいて、回避しがたい困難な経験についての洞察がある。シュタインの論述は、共同体形成過程において理不尽な辛い経験をするならば、私たちはどうしてもそこから離れていく傾向をもってしまうことを踏まえたうえでの考察である。

二　独居高齢者のインタビュー調査

社会の風潮の影響を受ける中で、高齢者も人との関係性を築くことに困難を感じている。医療者を含む周囲の者の態度如何で、高齢者も人との関係においてさまざまな反応をする。独居にある高齢者が置かれている状況の一側面として、共同体形成の困難の問題があると考える。

総務省統計局国勢調査（平成二二年）によると、六五歳以上人口のうち一六・四％が一人暮らしとなっている。平成二七年には一人暮らし高齢者数は五九二万人になり、過去二〇年間で二・七倍になっている。[17]一方、内閣府「世帯類型に応じた高齢者の生活実態に関する意識調査」（平成一八年）によれば、一人暮らし世帯では七・二％が「心配ごとの相談相手がいない」、一一・二％が「近所づきあいはない」となっている。[18]国立社会保障・人口問題研究所の推計（平成三〇年）によれば、二〇四〇年の独居率は、男性で二〇一五年の一四・〇％から二〇・八％へ、女性で二〇一五年の二一・八％から二四・五％へ上昇する見通しである。[19]高齢社会が進展していく中、独居高齢者は今後ますます増加すると予測される。独居高齢者の孤立化に対する対策を講じることは喫緊の課題である。こうした対策は地域の実情に見合ったものであることが求められる。船木祝・山本武志・宮嶋俊一・道信良子・粟屋剛の研究グループは、独居高齢者のインタビュー調査を行った。[20]以下、この調査のうち、周囲との関係性について語られた部分のみを記載し、共同体形成の観点から考察を加えたい。したがって、調査対象者の全体的生活状況及び精神状況を構造的に提示することは目的としていない。

1　調査の方法

調査対象者は、北海道A市、B市、C市及びD町在住の在住の六五歳以上九〇歳未満の独居高齢者であり、調査期間は、平成二八年九月～平成二九年六月である。調査は、インタビューガイドを用いた事例研究とした。インタビューは、独居年数、一人暮らしになった経緯、日課、一人暮らしの中で感じていること、周囲との関係、地域についての思い、日々の暮らしで支えになっていること、辛いときに必要なサポート、周囲や社会への訴え、今後の思いなどについて語っていただいた。また相互的な話の流れで、自由に語っていただき、内容について質的帰納的に分析した。研究参加者は、A市の診療所、B市のNPO法人による学術研究を通じた健康維持増進・地域支援活動団体、C市の介護予防、認知症予防のための網を使った運動教室を通じたNPO法人による地域の健康増進活動団体、D町の有床診療所から紹介していただいた。自分の思いを語ることに支障があると考えられる医療依存度の高い独居療養者、及び認知症高齢者は、調査対象候補者から除外した。

研究参加者には、研究の目的及び方法、協力の任意性と撤回の自由、個人情報の保護、研究成果の公表について文書と口頭で説明し、書面で同意をえた。面接内容は研究参加者の了承をえて録音した。札幌医科大学倫理委員会の承認をえたうえで研究に着手した（平成二八年八月一五日、承認番号：二八－二－二八）。開示すべき利益相反はない。

2　結果

(1)　研究参加者の概要

研究参加者（A）は、七〇代女性で、長年にわたって介護していた親を亡くし、その後二〇年間一人暮らしを続けていた。研究参加者（B）は、七〇代女性で、夫を急に亡くし、その後二年三ヶ月一人暮らしを続けていた。研究参加者（C）は、七〇代女性で、夫を病で亡くし、一年一〇ヶ月一人暮らしを続けていた。研究参加者（D）は、七〇代女性で、夫が病死した後、二年三ヶ月一人暮らしを続けていた。研究参加者（E）は、七〇代男性で、妻と早くに死別し、その後同居していた娘が独立してから、二年一人暮らしを続けていた。研究参加者（F）は、七〇代女性で、夫と死別し、一三年間一人暮らしを続けていた。研究参加者（G）は、八〇代女性で、事故により寝たきりになった夫を介護していたが、その夫と死別し、一年半一人暮らしを続けていた。研究参加者（H）は、八〇代女性で、夫と死別し、二年四ヶ月一人暮らしを続けていた。研究参加者（I）は、七〇代女性で、三六年前に夫を亡くし一人暮らしになり、定年まで看護師の仕事を続けてきた。研究参加者（J）は、七〇代男性で、妻と死別後、六年間一人暮らしを続けていた。

（2）インタビューの内容

【周囲とのコミュニケーション】

周囲とのコミュニケーションについては、以下のように語る高齢者がいた。

研究参加者（A）は、「でもね、何ぼあれでもね、たまにはしゃべらなきゃだめだよね」と語り、話すことの大切さを訴えた。

また、研究参加者（B）も、「まぁ家に一人でいても会話もないですしね、テレビばっかりあれではダメだな」と語り、人となるべく触れ合い会話するように心がけていた。

このように、同居していた家族が亡くなり、一人暮らしを続けていく中で、人と話すことの大切さを実感している高齢者がいることがわかる。

【支えとなる関係性】

支えとなる周囲との関係については、次のように述べる高齢者がいた。研究参加者（C）は、「自分は夫を亡くしてはじめて、『はーって』。こんなに大変なんだなっていうことを感じました」と語り、死別の辛さは経験してみないとわからないと述べた。そして、時間が経過しても「喪失感とかそんなのが解決される」わけではないとしながらも、知人が「お話ししたり来たりしてくれることで紛らわすことはできた」と語った。

また、研究参加者（D）は、隣の人が朝、「カーテンが開かなかったらどうしたんだろうって」気にかけてくれることがありがたいと語った。

他にも支えとなる周囲との関係について次のように述べる高齢者がいた。

研究参加者（E）は、「たばこのポイ捨ていっぱいあるわけさ。それでカラスがもってくるごみ、今は枯れ葉、それを拾って」いたところ、通りがかりの人に「いつもきれいにしてもらってありがとうって」言われてうれしかったと語った。

研究参加者（F）は、「教えたり、無料奉仕ですけどね。行ったりやってます。だから嫌なことがあったけど、楽しい。助けられます。そういうおかあさんたち、年上の人たちにね」と述べ、困難な状況の中、ボランティア活動やその仲間に助けられたと語った。

研究参加者（G）は、「大体いつも来るのは、七、八人から一〇人、もっといるんですけど、一回り下ぐらいの人たちがいて、それが大会に行ったりなんかするんで、……手助けを決めて。一回り違う。一二違うんだよ」と述べ、歌や踊りの会での若い世代との交流に喜びを感じていた。

以上から、独居高齢者にとって周囲と支えになる関係について、次のように言えよう。まず高齢者は何気ない話や、ちょっとした気遣いをしてもらえることが支えになっている。また、ゴミ拾いやボランティアなど、人に喜ばれることが支えになっている。さらに若い世代との交流に生きがいを感じている。

【人間関係の構築の仕方】

では、独居高齢者はどのように人との関係を築いているのであろうか。

研究参加者（A）は、「もとの近所の人と年に五回ぐらい温泉に行くんですよ」と述べるように、以前からの知り合いとの交流を楽しんでいた。

研究参加者（H）に対して、「何かこれまでの生きる支えというか、洋裁をされていたというのは、本当に生きる支えになっていたということですね」と問いかけたところ、「ですから、お友達もたくさんいますので、そのつながりがいまだにありますのでね」と返答された。また、研究参加者（H）に対して、「健康の秘訣というと、やっぱりふまねっと〔介護予防、認知症予防のためのあみを使った運動教室〕に通うとか」と問いかけたところ、「そして、お友達に会う。そして、会っていろんなお話を聞いたりして、『あらっ』て吸収する面もたくさんありますしね」と述べられた。

さらに、研究参加者（I）は、「『このままじゃもったいないから、なんかみんなで女性だけのサークル作らない？』って言ったら、『作ろう作ろう』ということで。そして、言い出しっぺが私で、***の会って……。二週間に一遍ずつ金曜日にやっているんですよ」と述べ、自分たちで一緒に料理をしたりするサークルを作ったことを語った。

このように、高齢者は、以前からの知り合いや、人生で核となる趣味を通じて継続する人づき合いを育んでいる。また、教室を通じて新しい友達を作ったり、自分たちでサークルを作ったりして、交流の場を拡げていることがわかる。

【共同体から離れる】

一方、共同体から離れた経験について、次のように語る高齢者がいた。

研究参加者（J）は、一人暮らし高齢者を見守る推進委員をやっていたのだが、「その人のことを思って、『元気でやってるかな？話し相手になってあげるかな？』ということで行くんでしょうけど。それでも文句を言う人がいるって言うからね。その辺は面倒なもんだからね」と述べ、支援活動を辞めたことを語った。

研究参加者（F）は、「習い事のやってる教室で、『……』って言われて……。すっごくやられました。今でも涙が出ますね」「いじめは私は恐ろしい。大人なのに。そうやっていじめた人って自分がいじめたことはわからないんですもんね。いじめられた人ってのはやられた人間って、一生わかります。いろんな人がいますけどね」と述べ、教室でいじめに遭ったことを語った。また、「『……』というのは誰にも言ってなかったのがみんな知っているんですよ。その人たちが言って歩いて。……すごく寂しくて嫌な」と述べ、周囲の人たちのうわさに苦しんだ経験を語った。

研究参加者（H）は、「病気になる前は、何だかいっぱい集まってきているなと思ったら、集会なのかしらね。何か、集会だか、勉強会だかと言っていましたよ。だから、そういう仲良くしていた方がいるんだけれども」と述べ、病気になったとたん、集まりでの人間関係が疎遠になったことを語った。

以上から、高齢者が共同体から離れることには次の要因があったことがわかる。すなわち、地域での独居高齢者支援活動をしていたが、苦情を受けたことによりその活動から遠のいた。いじめやうわさに苦しんで人づき合いから離れていった。病気が原因で人間関係が疎遠になった。

3 考察——共同体への希求と共同体からの離脱

研究参加者（A）と（B）が発言するように、高齢者はこころのどこかで、対話を通じた人との交流を求めている。その思いは、同居していた家族がいなくなり、一人暮らしを続けていく中で強くなる。同居家族がいた頃には、そこまで強く認識されなかった、人との交流への希求の気持ちがはっきりと表に出てきたと言える。同居家族の介護やそこでの諍いは、それはそれで大変だった面もあったが、それらから解放され一人になると、そうした関係性のあった存在の喪失感と、他に人と関わりをもつことの必要性を痛感している。このような高齢者は、テイラーが言うところの人間が元来もっている希求を露わにしていると言える。そのような訴えに応えていくために、周囲の者は、個人の成果や利害関係に忙殺される日常の中にあって、その奥に本来あるはずの道徳的源泉に立ち返る必要がある。それは、私たちの文化がもともともっていた、人間同士の結びつきの感覚を呼び起こすことである。私たちの文化が、どのような人間同士の結びつきをもともと求めていたのかを探求することが、対話の一歩となるかもしれない。

高齢者は、何も大がかりな余興の場を求めているわけではない。研究参加者（C）と（D）が発言するように、一人時間が長い中にあって、ふとした何気ない話や、近所の人が気にかけてくれたことによって、こころが和んでいることがわかる。そこには人との小さな交わりの瞬間がある。精神分析治療医のウィニコットは、「細やかなやりとり」の概念を提唱し、何か特別な問題についてではなく、日々のことやいろいろな好みといった、さりげない話をつづけていくことの重要性を指摘している。軽い話、ちょっとした気遣いが、高齢者のこころの慰みになっていることが今回の調査でも確かめられた(21)。

中には率先して地域のためにゴミ拾いをしたり、ボランティア活動をしたりしている研究参加者（E）や（F）のような高齢者もいる。人に喜んでもらうことの満足感や、人の役に立ちたいという独居高齢者の気持ちは、平成二五年九月〜平成二六年一月の前回の調査でも確かめられた(22)。ヌスバウムは、老いても非常に元気である人物として、キケロの『老年について』の中で描かれているカトーを引き合いに出し、「働くことは健康と幸福にとって非常に重要である」と述べる(23)。社会活動の第一線からは退いてはいるが、人はいくつになっても人に喜ばれることに喜びを感じるということが今回の調査でも認識される。このことは、人の役に立ちたいという気持ちに応えられるような、高齢者の社会における活動の場作りの必要性を示唆する。

また、研究参加者（G）が述べるように、高齢者のみの集いの場が形成されがちな傾向がある中、高齢者は他世代との交流も望んでいる。とかく高齢者のみの集まりになりがちな傾向がある中、世代間交流を進めていくことは、高齢者の生きがいのためだけではなく、ヌスバウムが指摘するように、若い世代において人生を全体として見た場合の自己理解と自己受容を促すためにも重要であると考える。こうした世代間交流は、何も世話をする側と世話をされる側の関係というわけではない。同じ目標に向かってともに活動することや、学び合う場であることも可能であるはずである。こうした世代間交流を促進することは、高齢者の活力を高めたり、高齢者からの学びの場を形成したりするための今後の課題のひとつである。

このように共同体への希求の思いをもち、その実現の場を形づくる高齢者がいる一方で、共同体から離れていく高齢者もいる。研究参加者（J）は、むしろ率先して一人暮らし高齢者の見守り活動をしていたが、余計なことをしないでほしいという苦情を多く受ける中で、自治体での活動から離れていった。平山正実氏が理事長を務めていたグリーフケアの活動報告では、強さの倫理を示す自立偏重社会では、悲嘆に苦しむ者がいても、「いらぬお節介はするべきではない」のではないかという戸惑いを、周囲の者が思ってしまうことが指摘されている。(24) 今回の調査では、こちらがよかれと思ってすることでも、苦情を受けることによって活動への意欲をなくしていく高齢者がいた。ここでは、困っている人を助けたいという気持ちと、個人の問題には立ち入らないでほしいとの訴えとの葛藤がある。地域ぐるみで孤立しがちな高齢者を支えようとする活動と、個人の問題は個人で決定するのがいいという社会の風潮との齟齬がそこに反映していると言える。

研究参加者（H）が発言するように、比較的元気なうちはその人のもとに集まってくるが、病状が重くなったとたん、周囲の者が離れていくことがわかる。ここでは、病は人を結びつけるのではなく、離す要因になっている。すなわち、ヌスバウムが指摘するように、病がスティグマのひとつとして共同体形成の困難として機能している可能性がある。

研究参加者（F）が発言するように、趣味の集まりであっても、いじめを受けたり、個人的問題がうわさとなって知れ渡ることによって、集まりから離れていく高齢者がいる。いじめはいくつになっても辛いものであり、そうした経験が高齢者を孤立化させる要因のひとつになっている。今回の調査では、研究参加者（F）は、趣味のグループにおいて苦悩を経験はしたが、その後ボランティア活動において新しい仲間との関係に喜びを見出している。シュタインが描写するように、共同体への希求の気持ちがなくならない限り、人はどこかでともに生きる場を見出していけることを示している。

おわりに

本章でとり扱った哲学者、テイラー、ヌスバウム、シュタインは共同体形成への希求を止めないことを訴える。困難な状況にあっても、テイラーは私たちの文化の道徳的源泉に立ち返ること、ヌスバウムは、人生全体における自己理解と自己受容の必要性を、シュタインは、自由に基づいてこころを開くことの重要性を説いた。独居高齢者へのインタビュー調査においても、対話の大切さ、世代間交流の意義、共同体形成の困難とそれへの希求の気持ちが確かめられた。やはりコミュニケーションは大事であると話す人がいた。対話を通じた人との関係を、高齢者もこころの奥では求めていると言える。趣味やボランティア活動、サークル活動などによって、毎日の生活にリズムと張りをもたせている高齢者もいる。その一方で、周囲からの苦情、いじめやうわさ等に苦しみ、集団から離れていく高齢者もいる。そのような人々が、話し相手をこころのどこかで求めているとするならば、孤立したままの状態は望ましいとはいえない。

人は個人として生きるだけではなく、共同体の成員としても生きる存在である。その双方の側面がバランスよく実現できることが望ましい。その双方の側面に関して現代社会は困難な状況にあると考える(25)。とくに共同体形成は現代社会の抱える重要な課題のひとつである。さまざまな困難に直面するとやはり人は共同体から離れていく傾向をもつであろう。そうした困難な中にあっても、共同体形成への道を模索し続けることは重要であると考える。

一方、本稿でとり扱った論者の考察は、いくつかの課題を残している。テイラーは主に英米の文化圏の道徳的源泉として「実践的博愛の精神」を示すが、それがそのまま私たちの文化に当てはまるとは考えにくい。私たちの文化の道徳的源泉の探求が課題となるであろう。また、ヌスバウムの主張する全体的自己存在の理解と受容は、一足飛びにできることだとは思われない。ここには教育の課題が示されている。世代間交流を促すための倫理教育と、若いうちから高齢者に触れ合う場をできるだけ多く提供することが必要だろう。シュタインの主張する、共同体の生に向かう精神的次元における自由な意志は、日常生活においては認められにくいものである。とくに人間同士の激化した対立の場面に遭遇するならば、人は一層、そうした場面を超えた次元を感知することは難しいであろう。それでもシュタインが言うように、人を信頼する道に至ろうとするならば、その道程にはさまざまな紆余曲折があるはずである。共同体に入るか離れるかは行ったり来たりで、どちらかに最終的にその舵は切られる。その舵を、どんな状況下にあっても共同体への道にとるか否かは、私たち個々人の決定に委ねられている。

本章は、共同体形成の問題に関する哲学的考察に主軸があり、独居高齢者のインタビューのうち、共同体形成のあり方の側面に関してのみ注目して、内容を分析した。独居高齢者の自己との関係における工夫や努力などを含め、より全体的な状況を示すことはできなかった。また、地域による相違、性差を明らかにすることもできなかった[26]。

謝辞

本研究にご協力いただきました研究参加者の皆様、施設の皆様に深く感謝いたします。

本章は、北海道生命倫理研究会第一一回セミナー（二〇一八年一月二八日、札幌医科大学）における発表に加筆修正したものである。また、第三六回日本医学哲学・倫理学会大会の研究発表（二〇一七年一一月一一日、帝京科学大学）における会員の議論からいくつかの着想をえています。

本章は、平成二八年度～平成三〇年度文部科学省科学研究費助成事業（学術研究助成基金助成金）基

盤研究C、「北海道における高齢者の孤立化に関する発展的研究」、課題番号16K04075（研究代表者：船木祝、研究分担者：山本武志、宮嶋俊一、道信良子、粟屋剛）の研究成果の一部である。

注

（1）生命倫理百科事典翻訳刊行委員会編『生命倫理百科事典』丸善出版、Ⅱ巻、二〇〇七年、八一五、八二〇頁。船木祝 2016, 一四頁。
（2）Taylor 1991, pp. 5, 29, 58-60. チャールズ・テイラー『〈ほんもの〉という倫理——近代とその不安』田中智彦訳、産業図書、二〇〇四年、六、四一、八〇-八二頁。
（3）Taylor 1991, pp. 44-46. 邦訳、六一-六三頁。
（4）Taylor 1991, pp. 40, 51, 58, 79. 邦訳、五七、七二、八〇、一〇九頁。
（5）Taylor 1991, pp. 79, 101-102, 105-107. 邦訳、一〇九、一三七、一三九、一四三-一四六頁。
（6）粟屋剛、宍戸圭介、加藤穣編『生命倫理学講義スライドノート』ふくろう出版、第三版、二〇一六年、四頁。
（7）ドイツの社会心理学者ジグルン・ハイデ・フィリップ（Sigrun-Heide Filipp）らは、こうしたステレオタイプ化したスティグマの発生メカニズムの原因として以下の四つをあげている。①「社会心理学説（sozial-

psychologische Theorie)」に基づくもの。これは、老いや病、障害などに見舞われている価値が低い集団である外集団と異なり、そのような状況に陥っていない自分たちが所属する内集団において統合と承認を確保しようとすることである。②「コンフリクト理論（Konflikttheorie）」に基づくもの。すなわち、自分たちの集団内でのよからぬ状況の責任を外集団に押しつけることによって、自集団の安全・地位・名誉を守ろうとすることである。③「動機づけ心理学（Motivationspsychologie）」に基づくもの。これは、周囲の者の不安感の裏返しであって、自分たちが恐れている状況を具現している人たちを一層否定的評価をすることにより、自分たちとは異なる存在として位置づけようとすることである。④「認知心理学的見方（kognitionspsychologische Perspektive）」に基づくもの。これは、迅速で効率のいい情報化社会を反映しており、レッテルを貼ることにより、問題をはやく処理しようとすることである。Sigrun-Heide Filipp, Anne-Kathrin Mayer, *Bilder des Alters. Alterssterotype und die Beziehungen zwischen den Generationen,* Kohlhammer: Stuttgart, 1999, S. 59-62. 船木祝「独居高齢者の社会的・精神的状況に関わる倫理原則の一考察」、北海道生命倫理研究 Vol. 2, 二〇一四年、一五頁参照。

（8）Nussbaum 2004, S. 322. マーサ・ヌスバウム『感情と法——現代アメリカ社会の政治的リベラリズム』、前掲書、二〇一〇年、四〇四頁。本書、第八章はじめに、及び船木 2016, 一五、一六頁参照。

（9）ヌスバウム 2017, 一一-一二、一四頁。船木 2016, 一五、一六頁参照。

（10）ヌスバウム 2017, 一七-一九頁。

（11）Edith Stein, *Beiträge zur philosophischen Begründung der Psychologie und der Geisteswissenschaften,*

Edith Steins Werke, Bd. VI, Verlag Herder: Freiburg im Breisgau, Neudruck 2010（^{1}1922）[B], S. 223, 241. 本書、第八章三−1、及び船木 2016, 一八頁参照。

（12） Edith Stein, *Kreuzeswissenschaft*, Edith Steins Werke, Bd. I, Verlag Herder: Freiburg im Breisgau, ^{3}1983（^{1}1953）[KW], S. 72-73. 本書、第八章三−1、及び船木 2016, 一八−一九頁、及び船木 2017b, 一九頁参照。

（13） Stein, Edith: *Endliches und ewiges Sein. Versuch eines Aufstiegs zum Sinn des Seins*, Gesamtausgabe, Bd. 11/12, Verlag Herder: Freiburg im Breisgau, Neudruck 2006（^{1}1950）[EES], S. 400, 425. 本書、第八章三−1、及び船木 2016, 一九頁参照。

（14） KW, S. 54-55. 本書、第八章三−1、及び船木 2016, 一九−二〇頁、及び船木 2017b, 二〇頁参照。

（15） EES, S. 369, 430. 本書、第八章三−1、及び船木 2016, 一九頁参照。

（16） B, S. 247. EES, S. 370. 本書、第八章三−1、及び船木 2016, 一九頁、及び船木 2017b, 一八頁参照。

（17） 朝日新聞「独居高齢者五九二万人」、二〇一八年一月四日朝刊、三一面。

（18） 内閣府「世帯類型に応じた高齢者の生活実態等に関する意識調査」、二〇〇五年。船木ら 2015, 一四頁参照。

（19） 国立社会保障・人口問題研究所「日本の世帯数の将来推計（全国推計）」、二〇一八年。

（20） 独居高齢者のインタビュー調査に関連した先行研究については、文献［船木ら 2015］を参照。

（21） D．W．ウィニコット『抱えることと解釈』、前掲書、二九九−三〇〇頁。本書、第八章一−2、及び船木 2016, 一六頁参照。

（22） 文献［船木ら 2015］を参照。

（23） ヌスバウム 2017，六、七、二一頁。

（24） 平山正実監修、グリーフケア・サポートプラザ編『自ら逝ったあなた、遺された私』、前掲書、二一五頁。本書、第七章一－2、及び船木 2017b，一四頁参照。

（25） ドイツの現象学の哲学者シェーラーによる、人が孤独であることの意義についての哲学的考察については、文献［船木 2017b］を参照。

（26） インタビュー・データの全体的分析に基づく、質的記述的研究については、以下の文献を参照。船木祝、宮嶋俊一、山本武志、粟屋剛「個人と共同体の混合形態――一人暮らし高齢者の生活」、北海道生命倫理研究 Vol. 7，二〇一九年、一九－三五頁。

結語

本書は人間観を基軸に、カントの哲学、生命倫理学の人間観、終末期医療及び生殖補助医療の問題、そしてグリーフケア、独居高齢者の問題に取り組んできた。第一部「哲学における人間観」は、幸福と道徳との関連における、また個人と社会の視点から見たカントの人間観の変遷をたどるというものであった。カントは長い試行錯誤を経て、幸福を追求する人間存在ではなく、むしろ道徳的存在としての人間観を『純粋理性批判』（一七八一年）出版期頃に確立した。そこには、幸福達成に重要な役割を演じる世間的怜悧の困難さについての洞察がある（第一章）。カントは同時に、長い思索課程を経て、一七八〇年代以降、個々の人間としての開化、社会的存在としての文明化、世界に向かう存在としての道徳化の三要素のうち、道徳化を人間存在の最上の条件にする思想に至る。そこには個人の恣意的自由意思が社会化とともに肥大化し、そうした自由が自己や他者を破壊するために使用される傾向が強まるという洞察がある（第二章）。ただし、こうした人生及び世界全体の視野に立った思考はまた時代とともに変化していくべきものである。カント自身、カントの生きた時代において思想を成熟させてきた。

現代の私たちの社会において、こうしたカントの思想の意義と限界を示すことが課題として残る。

第二部「生命倫理学における人間観」は、「自律」を第一の倫理原則に据える英米型の生命倫理学に対して、欧州連合バルセロナ宣言（一九九八年）における「脆弱性」の原則も基軸に据えた生命倫理学のあり方を模索するものであった。意思表明ができない存在に対する英米型生命倫理学の対処の仕方の特徴は、益と害の比較考量に基づく「功利主義」と、対象の性質に基づいて道徳的権利を評価する「属性主義」である。これに対し「脆弱性」の原則は、人間は誰しも誕生から死に至るまで他者に依存せざるをえない時期を経験する存在であることを提示し、そうした観点に根づく他者との相互関係を強調する（第三章）。このような関係主義の考え方に基づく生命倫理学は、意識をもつか、あるいは感覚能力をもつかで、存在者の道徳的権利を評価するに先立って、まず私たち人間は相互関係のうちにあるという認識を強調する。そして、胎児、障害者、認知症患者なども私と同じであり、同じ共同体に属するという「共属性」の意識を提唱する（第四章）。安楽死問題では、患者の自律を成立させるためにも、まずもって、医療者側が苦悩の長いプロセスを共に担う姿勢を示すような、患者及び家族との人間関係が重要であるとされる（第五章）。生殖補助医療では、人類の利益、及び生育の発展的段階区別を楯に取って、ヒト胚の生命権を犠牲にすることが問題とされる。とくに誕生とともに実験利用され廃棄されるヒト胚の全面的道具化が問題視される（第六章）。このような自律と脆弱性、人の生命と人類への利益は、両軸の錘になる天秤のようなものである。このバランスが崩れたとき、これまでも人類は極端な方向性に向かい、多くの犠牲を出してきた。最先端医療、着床前診断、新型出生前診断、エンハンスメントなど、さらなる技術進展の中、秤が一方向に傾きがちな時代に、倫理的視座を見据えて方向づけをする課題が今後も問われていく。

第三部「高齢者の生きる社会」は、脆弱性の倫理原則を見据えた複眼的視点がとくに問われる分野である。高齢化は徐々に自己コントロール能力を失っていき、最後は死に向かうプロセスである。これまでの延命治療の不開始・中止といった時間的に限定された行為を問うだけではなく、長期的視野に立った対応が求められる。患者の苦悩だけではなく、患者を喪失した家族のグリーフケアも大切である。たしかに、苦悩の克服には自己との関係が重要である。シェーラーの苦悩の意味を問う哲学は、苦悩の中、高次の次元から庇護されていることの感覚を説く。しかし悲嘆者を取り巻く環境も重要である。シェーラーはまた、自己尊敬と非依存の獲得に奔走する緊張の道から、自らの小ささを自覚する緊張緩和の道を模索する。シュタインは、他者と分かち合い、共同体の生に招かれている人間性を強調する。私たちが、不信から信頼の道に移行するための人格による自由な決意の意義を説く。他者を退け、安心の幻影に安住している人たちも惨めな状態にあるとして、他者受容のために、心身の調整、自然との触れあい、元気づける言葉などのさまざまな方策を模索する。さらには、人格の内的呼びかけに呼応する道を示す（第七章、第八章）。アメリカにおいても、カラハンやヌスバウムのような、共同体や脆弱性の原則を強調する哲学・倫理学者がいる。アメリカ社会における依存を恐れる風潮の中、病や障害などにより自己コントロールができない状況に置かれると、人々は途方に暮れる。そこでカラハンは、「壊れやすいもろさが私たち人間の条件」であるといった、人間観の別の方向づけとそのための生涯教育の必要性を説く。ヌスバウムは、自分たちが脆弱であることを認め合うような市民社会を提唱する。自立偏重社会の大きな弊害のひとつが、社会における特定の人間集団に対する否定的評価、及び冷遇である「スティグマ」である。高齢者に対しては老いというスティグマが付与され、それは人格否定にまで拡大することがある。ヌスバウムは、人間が成熟するとは、自立だけではなく、不完全性も受け入れることであることを強調する（第八章）。A市、B市、C市及びD町在住の六五歳以上九〇歳未満の独居高齢者を対象として行われたインタビュー調査を下に、これらの哲学・倫理学者の見解を、実際の独居高齢者の置かれている精神的・社会的状況と照らし合わせた。とくに周囲との関係性においては、死別などにより一人暮らしになることで、人との交わりの大切さを痛感したと語る高齢者がいた。何も大がかりなイベントを求めるわけではなく、さりげない交わりのひとときがありがたいと語る。その一方で、苦情、いじめ、うわさ、病気などにより人との交わりから離れていく高齢者もいた（第九章）。超高齢社会を迎える日本において、どのような地域社会のあり方を形成していくかは今後重要な課題となる。一人暮らしが必ずしも孤独につながるわけではない。人との交わりの中で挫折を経験し、孤独に苦しむ者もいる。孤独の内情を精査し、男女差、地域差を具体化していくことが今後の課題となる。

哲学は全体的視野から、時代の趨勢を見極めながら、一方向に偏りがちな風潮を是正する役目がある。そして実際に困難な状況に置かれている人々の声を聞きながら、また試行錯誤を繰り返しながら自らの哲学的見解に修正を加えていく。哲学と医療は、人々及び社会のために、まさに相互に反響し合って模索を続けていくべきものである。

あとがき

本書は二〇一一年札幌医科大学に赴任前後から哲学と医療の分野で研究を続けてきた拙論を一部改変し、全体の構成を人間観を基軸にまとめたものです。

本書に収録された論考の初出一覧は、以下の通りです。

序（新稿）

第一部　哲学における人間観

第一章「幸福」と「道徳」――一七八〇年代初頭頃に至るまでの「判断力」をめぐるカントの思想形成過程（カント研究会編『判断力の問題圏』晃洋書房所収、二〇〇九年、六八－八六頁）

第二章「人格の内なる人間性」についてのカントの思想形成――「個人」の道徳から「社会」の道徳へ（札幌医科大学『医療人育成センター紀要』第六号、二〇一五年、九－一六頁）

第二部　生命倫理学において求められる人間観とは

第三章　いま生命倫理学において求められる人間観とは（総合人間学会編『戦争を総合人間学から考える』学文社所収、二〇一〇年、一五四－一六三頁）

第四章　ターミナルケアにおける意思決定のあり方――「自律」か「相互依存」か（『人体科学』第一八巻第一号、二〇〇九年、一三－二〇頁）

第五章　人間関係から見た安楽死是非の再考（『応用倫理―理論と実践の架橋』Vol.6, 二〇一二年、三－一四頁）

第六章　ヒト胚研究を巡る「人の生命」と「人類への利益」についての哲学的考察（『医学哲学・医学倫理』第二四号、二〇〇六年、一－九頁）

第三部　高齢者の生きる社会

第七章　家族等の死についての哲学的考察――人間関係から見たグリーフケア（『人体科学』第二一巻第一号、二〇一二年、三七－四五頁）

第八章　弱い立場の人々を支える社会の倫理についての一考察――「強さの倫理」と「弱さの倫理」（『人体科学』第二五巻第一号、二〇一六年、一三－二二頁）

第九章　共同体形成の困難な社会――高齢者との関連において（『北海道生命倫理研究』Vol.6, 二〇一八年、一－一二頁）

結語（新稿）

筆者は、学習院大学博士後期課程において、故門脇卓爾学習院大学名誉教授によりカント哲学研究の指導を受けました。その後、一九九三年から二〇〇一年までドイツ連邦共和国トリーア大学において、カント哲学及び一八世紀概念史研究の世界的権威であるヒンスケ教授の指導を受けました。ヒンスケ教授の専門は、一七・一八世紀ドイツ啓蒙主義の思想史を精査し、そのうえでそれらの概念に関するカントの前批判期から批判期にいたる思想発展を研究するものでした。ドイツ留学中、カント研究と並行して、応用倫理学の分野で活躍しているトリーア大学のミュラー教授に、「生命倫理、医療倫理」に関しても指導を受けました。哲学と医療をつなげる研究に関心を持ち、帰国後、医療を巡るさまざまな問題に取り組んできました。

札幌医科大学では哲学と医療倫理学の講義を担当し、カント哲学のみならず、現象学者シェーラー、シュタインのドイツ哲学を基礎に、現代社会の共同体問題に取り組んできました。同大学の充実した研究環境がなければ、筆者の研究、及び本書の刊行は難しかったと思われます。

最後に、直接ご指導いただきました前述の恩師の他に、学会内外で励ましのお言葉をくださった先生方や支えてくださったすべての方々に心から感謝申し上げます。

本書の作成にあたり、文章のチェックをしていただいた夏井坂明日香様に深く感謝します。

中西出版の編集者、取締役河西博嗣様及び西田幸司様には、本書出版にあたり大変お世話になりました。心からお礼を申し上げます。

人名索引

■ア 行

■カ 行

■サ 行

■タ 行

■ナ 行

■ハ 行

■マ 行

■ヤ 行

■ラ 行

事項索引

■ア 行

■カ 行

■サ 行

■タ 行

■ナ 行

文 献 一 覧

■ 欧文文献

Baeumler, Alfred: *Das Irrationalitätsproblem in der Aesthetik und Logik des 18. Jahrhunderts bis zur Kritik der Urteilskraft*, Max Niemeyer Verlag: Halle, 1923 [Neudruck: Darmstadt 1967] [Baeumler 1923].

Baumgarten, Alexander Gottlieb: *Metaphysica*, Halle ⁴1757（¹1739）[wiederabgedruckt in: *Kant's Gesammelte Schriften*, Akad. -Ausg. Bd. XV].

Baumgarten, Alexander Gottlieb: *Ethica philosophica*, Halle, ³1763（¹1740）, Neudruck: Hildesheim 1969 [wiederabgedruckt in: *Kant's Gesammelte Schriften*, Akad. -Ausg. Bd. XXVII].

Callahan, Daniel: *The Troubled Dream of Life. In Search of a Peaceful Death*, Georgetown University Press: D. C. Washington, 2000（¹1993）[Callahan 2000]. ダニエル・カラハン：『自分らしく死ぬ――延命治療がゆがめるもの』岡村二郎訳、ぎょうせい、2006年。

Deutscher Bundestag: Referat Öffentlichkeitsarbeit（Hrsg.）: Schlussbericht der Enquete-Kommission "Recht und Ethik der modernen Medizin", Berlin, 2002.

Deutsche Bundestag（Hrsg.）: Zwischenbericht der Enquete-Kommission Ethik und Recht der modernen Medizin. Patientenverfügungen, 2004.

Dietrich, F. : Legalisierung der aktiven Sterbehilfe–Förderung oder Beeinträchtigung der individuellen Autonomie?, *Ethik in der Medizin* 21, S. 275-288 [Dietrich 2009].

Düsing, Klaus: Das Problem des höchsten Gutes in Kants praktischer Philosophie, in: *Kant-Studien* 62, 1971, S. 5-42.

Filipp, Sigrun-Heide, Mayer, Anne-Kathrin: *Bilder des Alters. Alterssterotype und die Beziehungen zwischen den Generationen*, Kohl-

hammer: Stuttgart, 1999.

Forschner, Maximilian: Moralität und Glückseligkeit in Kants Reflexionen, in: *Zeitschrifit für philosophische Forschung* 42, 1988, S. 351-370.

Funaki, Shuku: *Kants Unterscheidung zwischen Scheinbarkeit und Wahrscheinlichkeit. Ihre historischen Vorlagen und ihre allmähliche Entwicklung,* Peter Lang: Frankfurt am Main/Berlin/Bern/Bruxelles/New York/Oxford/Wien, 2002.

Gutmann, Thomas: Der eigene Tod–Die Selbstbestimmung des Patienten und der Schutz des Lebens in ethischer und rechtlicher Dimension, in: *Ethik in der Medizin* 14 (3), 2002, S. 170-185 [Gutmann 2002].

Habermas, Jürgen: *Die Zukunft der menschlichen Natur. Auf dem Weg zu einer liberalen Eugenik?*, Suhrkamp Verlag: Frankfurt am Main, 2001 [Habermas 2001]. ユルゲン・ハーバーマス：『人間の将来とバイオエシックス』三島憲一訳、法政大学出版局、2004年。

Hinske, Norbert: *Zwischen Aufklärung und Vernunftkritik. Studien zum Kantschen Logikcorpus*, Stuttgart-Bad Cannstatt 1998 (=*Forschungen und Materialien zur deutschen Aufklärung*, Abt. 2, Bd. 13) [Hinske 1998]. ノルベルト・ヒンスケ：『批判哲学への途上で——カントの思考の諸道程——』有福孝岳、石川文康、平田俊博編訳、晃洋書房、1996年。

Hinske, Norbert: Einleitung zu: *Kant-Index*, Bd. 5: *Stellenindex und Konkordanz zur "Wiener Logik"*, *Erstellt* in Zusammenarbeit mit Heinrich P. Delfosse u. Michael Oberhausen (=*Forschungen und Materialien zur deutschen Aufklärung*, Abt. 3, Bd. 9), Teilbd. 1, Stuttgart-Bad Cannstatt 1999, S. XI-XLVII.

Hinske, Norbert: Einleitung zu: *Kant-Index*, Bd. 6: *Stellenindex und Konkordanz zur "Logik Pölitz"*, Teilbd. 1, Stuttgart-Bad Cannstatt 1995 (=*Forschungen und Materialien zur deutschen Aufklärung*, Abt. 3, Bd. 10), XL-LV.

Hoerster, Norbert: *Neugeborene und das Recht auf Leben*, Suhrkamp Verlag: Frankfurt am Main, 1995 [Hoerster 1995].

Hübner, Dietmar: Rechtstypen und Pflichtentypen in der biomedizinischen Ethik. Über Abwägungskonstellationen beim Embryonenschutz, in: *Jahrbuch für Wissenschaft und Ethik* 9, 2004, S. 65-93 [Hübner 2004].

Ibáñez-Noé, Javier A. : Die Geschichte des Begriffs »Urteilskraft« bei Kant und seinen Vorgängern, in: *Archiv für Begriffsgeschichte* 47, 2005, S. 123-139 [Ibáñez-Noé 2005].

Leist, Anton: Das Dilemma der aktiven Euthanasie - Gefahren und Ambivalenzen des Versuchs, aus Töten eine soziale Praxis zu machen, in: Körner, U. (Hrsg.), *Berliner Medizinethische Schriften* 5, HUMANITAS Verlag: Dortmund, 1996, S. 3-39 [Leist 1996].

Merkel, Reinhard: Rechte für Embryonen? Die Menschenwürde lässt sich nicht allein auf die biologische Zugehörigkeit zur Menschheit gründen, in: C. Geyer (Hrsg.), *Biopolitik: die Positionen*, Suhrkamp Verlag: Frankfurt a. M., 2001, S. 51-64 [Merkel 2001].

Ministerium der Justiz Rheinland-Pfalz/Bioethik-Kommission des Landes Rheinland-Pfalz (Hrsg.): Sterbehilfe und Sterbebegleitung. Ethische, rechtliche und medizinische Bewertung des Spannungsverhältnisses zwischen ärztlicher Lebenserhaltungspflicht und Selbstbestimmung des Patienten, 2004.

Müller, Anselm Winfried: *Tötung auf Verlangen-Wohltat oder Untat?*, Verlag W. Kohlhammer: Stuttgart/Berlin/Köln, 1997 [Müller 1997].

Müller, Anselm Winfried: Wir Menschen. Zum Moralverständnis der Bioethik, in: *Jahrbuch für Wissenschaft und Ethik*, Bd. 9, 2004, S. 35-63 [Müller 2004a].

Müller, Anselm Winfried: *Lasst uns Menschen machen! Ansprüche der Gentechnik-Einspruch der Vernunft*, Verlag Kohlhammer: Stuttgart, 2004 [Müller 2004b].

Nationaler Ethikrat: Klonen zu Fortpflanzungszwecken und Klonen zu biomedizinischen Forschungszwecken. Stellungnahme, 2004 [Ethikrat 2004].

http://www. ethikrat. org/stellungnahmen/pdf/Stellungnahme_

Klonen. pdf

Nussbaum, Martha C. : *Hiding from Humanity. Disgust, Shame, and the Law*, Princeton University Press: Princeton/Oxford, 2004 [Nussbaum 2004]. マーサ・ヌスバウム：『感情と法――現代アメリカ社会の政治的リベラリズム』河野哲也監訳、慶應義塾大学出版会、2010年。

Oberhausen, Michael: *Das neue Apriori. Kants Lehre von einer 'ursprünglichen Erwerbung' apriorischer Vorstellungen*, Stuttgart-Bad Cannstatt 1997（=*Forschungen und Materialien zur deutschen Aufklärung*, Abt. 2, Bd. 12）[Oberhausen 1997].

Parens, E. : The Goodness of Fragility: On the Prospect of Genetic Technologies Aimed at the Enhancement of Human Capacities, in: *Kennedy Institute of Ethics Journal*, Vo. 5, No. 2, 1995, pp. 141-153.

Peintinger, M. : Künstliche Ernährung. Ethische Entscheidungsfindung in der Praxis, *Ethik in der Medizin* 16, S. 229-241 [Peintinger 2004].

Rauscher, Anton: Solidarität, in: *Staatslexikon*, Bd. 4, Verlag Herder Freiburg im Breisgau: Freiburg/Basel/Wien, 1191-1194, 1988 u. 1995.

Rendtorff, J. D., Kemp, P（ed.）: *Basic Ethical Principles in European Bioethics and Biolaw*, Vol. I, Centre for Ethics and Law, Copenhagen/Institut Borja de Bioèthica, Barcelona, 2000.

Rieß, Wolfgang: *Der Weg vom Ich zum Anderen. Die philosophische Begründung einer Theorie von Individuum, Gemeinschaft und Staat bei Edith Stein*, Universitätsverlag&Buchhandel Eckhard Richter& Co. OHG: Dresden, 2010 [Rieß 2010].

Scheler, Max: *Der Formalismus in der Ethik und die materiale Wertethik*, Gesammelte Werke, Bd. 2, Francke Verlag: Bern, [4]1954（[1]1913-16）.『マックス・シェーラー著作集１』吉沢伝三郎訳、白水社、1976年。

Scheler, Max: *Vom Umsturz der Werte*, Gesammelte Werke, Bd. 3, Francke Verlag: Bern, [5]1972（[1]1915）[UMST].『マックス・シェーラー著作集４』林田新二、新畑耕作訳、白水社、1977年。

Scheler, Max: *Schriften zur Soziologie und Weltanschauungslehre*, Gesammelte Werke, Bd. 6, Francke Verlag: Bern, [2]1963（[1]1923）[SOZ].『シェーラー著作集９』飯島宗享、駒井義昭、河上正秀、梅本信介、

山田全紀訳、白水社、1977年。

Schwaiger, Clemens: *Kategorische und andere Imperative. Zur Entwicklung von Kants praktischer Philosophie bis 1785*, Stuttgart-Bad Cannstatt 1999（=*Forschungen und Materialien zur deutschen Aufklärung*, Abt. 2 Bd. 14）[Schwaiger 1999].

Spaemann, R. : Es gibt kein gutes Töten, Spaemann R., Fuchs T.（Hrsg.）, *Töten oder sterben lassen? Worum es in der Euthanasiedebatte geht*, Herder: Freiburg/Basel/Wien, 1997, S. 12-30 [Spaemann 1997].

Stein, Edith: *Beiträge zur philosophischen Begründung der Psychologie und der Geisteswissenschaften*, Edith Steins Werke, Bd. VI, Verlag Herder: Freiburg im Breisgau, Neudruck 2010（^{1}1922）[B].

Stein, Edith: *Endliches und ewiges Sein. Versuch eines Aufstiegs zum Sinn des Seins*, Gesamtausgabe, Bd. 11/12, Verlag Herder: Freiburg im Breisgau, Neudruck 2006（^{1}1950）[EES].

Stein, Edith: *Kreuzeswissenschaft*, Edith Steins Werke, Bd. I, Verlag Herder: Freiburg im Breisgau, ^{3}1983（^{1}1953）[KW].

Stein, Edith: *Der Aufbau der menschlichen Person. Vorlesung zur philosophischen Anthropologie*, Gesamtausgabe, Bd. 14, Verlag Herder: Freiburg im Breisgau, S. 24, 2004 [AMP].

Taylor, Charles: *The Ethics of Authenticity*, Harvard University Press: Cambridge/Massachusetts/London, ^{11}2003（^{1}1991）[Taylor 1991]. チャールズ・テイラー：『＜ほんもの＞という倫理――近代とその不安』田中智彦訳、産業図書、2004年。

Tronto, Joan C. : An Ethics of Care, in: *Generations*, Vol. 22, Issue 3, Fall 1998, pp. 15-20.

Vázquez Lobeiras, María Jesús: *Die Logik und ihr Spiegelbild. Das Verhältnis von formaler und transzendentaler Logik in Kants philosophischer Entwicklung*, Frankfurt a. M./Bern/New York/Paris/Wien 1998（= Studien zur Philosophie des 18. Jahrhunderts, Bd. 6）.

Warnock, Mary: Do Human Cells Have Rights?, in: *Bioethics* I. 1, 1987, pp. 1-14.

Wildt, A. : Solidarität, in: *Hitorisches Wörterbuch der Philosophie*, Bd. 9,

Schwabe & Co. AG: Basel, 1004-1015, 1995.
Zieger, A., Holfelder, H. H., Bavastro, P., Dörner, K. : Sind 'Patientenverfügungen' ein geeignetes Mittel für ein 'Sterben können in Würde'. Kritische Überlegungen aus beziehungsethischer Sicht, S. 1-22. http://a-zieger. de/Dateien/Publikationen-Downloads/Patientenverf.pdf (accessed April 18, 2012) [Zieger et. al. 2012].

■ 和文文献

アーレント、ハンナ：『カント政治哲学の講義』ロナルド・ベイナー編、浜田義文監訳、法政大学出版局、1987年。

朝日新聞：「個から孤　加速」、2010年12月26日朝刊。

朝日新聞：「独居高齢者592万人」、2018年１月４日朝刊。

アティッグ、トーマス：『死別の悲しみに向きあう』平山正実解説、林大訳、大月書店、1998年。

有福孝岳、坂部恵、石川文康、大橋容一郎、黒崎政男、中島義道、福谷茂、牧野英二編：『カント事典』弘文堂、1997年［カント事典 1997]。

粟屋剛、宍戸圭介、加藤穣編：『生命倫理学講義スライドノート』ふくろう出版、第２版、2015年。

粟屋剛、宍戸圭介、加藤穣編：『生命倫理学講義スライドノート』ふくろう出版、第３版、2016年。

井形昭弘：「今、なぜ尊厳死か」、医療教育情報センター編集『尊厳死を考える』中央法規所収、2006年、97-125頁。

板井孝壱郎：「臨床倫理学の基礎理論」、福井次矢、浅井篤、大西基喜編『臨床倫理学入門』医学書院所収、2003年、126-171頁。

ウィニコット、Ｄ．Ｗ．：『抱えることと解釈——精神分析治療の記録』北山修監訳、岩崎学術出版社、1989年。

エンゲルハート、Ｈ．トリストラム：「医学における人格の概念」、Ｈ．Ｔ．エンゲルハート、Ｈ．ヨナスほか著、加藤尚武、飯田亘之編『バイオエシックスの基礎——欧米の「生命倫理」論』東海大学出版会所収、1988年、19-32頁。

大井玄：『終末期医療Ⅱ——死の前のクオリティ・オブ・ライフ』弘文堂、

1993年。
大井玄：『「痴呆老人」は何を見ているか』新潮社、2008年［大井 2008］。
大井玄：「「自分の死」を死ぬとは」、島薗進、竹内整一編『死生学 1——死生学とは何か』東京大学出版会所収、2008年、211-234頁。
大井玄：『人間の往生——看取りの医師が考える』新潮社、2011年［大井 2011］。
大西秀樹：「遺族外来からみえてきたもの」、平山正実編著『死別の悲しみから立ち直るために』聖学院大学出版会所収、2010年、11-41頁。
小此木啓吾：『対象喪失』中公新書、1979年。
甲斐克則：『尊厳死と刑法』成文堂、2004年。
甲斐克則：「終末期医療における病者の自己決定の意義と法的限界」、飯田亘之、甲斐克則編『終末期医療と生命倫理』太陽出版所収、2008年、13-67頁。
香川知晶：「生命倫理の成立、背景と発展」、坂本百代、青木清、山田卓生編著『生命倫理——21世紀のグローバル・バイオエシックス』北樹出版所収、2005年、10-22頁。
加藤尚武：『現代倫理学入門』講談社、1997年。
加藤尚武、児玉聡編・監訳：『徳倫理学基本論文集』勁草書房、2015年。
神島裕子：『マーサ・ヌスバウム——人間性涵養の哲学』中央公論新社、2013年。
河村克俊：「生命倫理をめぐるドイツの現状——シンガー事件とドイツの哲学会」、土山秀夫、井上義彦、平田俊博編著『カントと生命倫理』晃洋書房所収、1996年、197-228頁。
季羽倭文子：『がん告知以後』岩波書店、1993年。
キューブラー・ロス、エリザベス、ケスラー、デーヴィッド：『永遠の別れ——悲しみを癒す知恵の書』上野圭一訳、日本教文社、2007年。
蔵田伸雄：「人間の尊厳を守る責任——カントとヒト胚の議論」、日本カント協会編『日本カント研5 カントと責任論』理想社所収、2004年、7-21頁。
厚生労働省　医政局：「終末期医療に関する調査等検討会報告書」、2004年7月。
国立社会保障・人口問題研究所：「日本の世帯数の将来推計（全国推

計）」、2018年。
小松奈美子：『統合医療の扉——生命倫理の視角から』北樹出版、2003年。
坂井昭宏：「自然の流れと生命の終止——自発的安楽死擁護の試み」、坂井昭宏、松岡悦子編著『バイオエシックスの展望』東信堂所収、2004年、185-205頁［坂井 2004］。
清水哲郎：『医療現場に臨む哲学』勁草書房、1997年。
清水哲郎：『医療現場に臨む哲学Ⅱ——ことばに与る私たち』勁草書房、2000年［清水 2000］。
清水哲郎：「医療現場における意思決定のプロセス——生死に関わる方針選択をめぐって」、思想No. 976（2005年8号）、2005年、4-22頁［清水 2005］。
終末期医療に関する調査等検討会：「終末期医療に関する調査等検討会報告書」厚生労働省医政局、2004年。
シュタイン、エディット：『現象学からスコラ学へ』中山善樹編訳、九州大学出版会、1986年。
資料集　生命倫理と法編集委員会編：『資料集　生命倫理と法』太陽出版、2003年。
菅沢龍文：「人類の進歩と歴史物語——カントの批判的歴史哲学」、木阪貴行、菅沢龍文、河村克俊編『現代カント研究9　近代からの問いかけ——啓蒙と理性批判』晃洋書房所収、2004年、130-153頁。
生命環境倫理ドイツ情報センター編：『エンハンスメント』松田純、小椋宗一郎訳、知泉書房、2007年。
生命倫理百科事典翻訳刊行委員会編：『生命倫理百科事典』丸善出版、Ⅱ巻、2007年。
総務省　統計局：「平成22年国勢調査」、2011年。
曽野綾子、デーケン、アルフォンス編：『生と死を考える』春秋社、1984年。
立岩真也：「より苦痛な生／苦痛な生／安楽な生」、『現代思想』Vol. 32-14（2004年11月号）、2004年、85-97頁［立岩2004］。
デーケン、アルフォンス、重兼芳子編：『伴侶に先立たれた時』春秋社、1988年。
デーケン、アルフォンス：『人間性の価値を求めて——マックス・シェーラーの倫理思想』阿内正弘訳、春秋社、1995年。

デーケン、アルフォンス、柳田邦男編：『〈突然の死〉とグリーフケア』春秋社、1997年。

内閣府：「世帯類型に応じた高齢者の生活実態等に関する意識調査」、2005年。

内閣府　総合科学技術会議生命倫理専門調査会：「ヒト胚の取扱いに関する基本的考え方（中間報告書）」、2003年12月26日。

内閣府　総合科学技術会議生命倫理専門調査会：「ヒト胚の取扱いに関する基本的考え方（最終報告書）」、2004年7月23日。

中川恵一、養老孟司：『自分を生ききる――日本のがん治療と死生観』小学館、2005年。

中島みち：『「尊厳死」に尊厳はあるか――ある呼吸器外し事件から』岩波書店、2007年。

ニーマヤー、ロバート：「意味の崩壊と再構築」、カール・ベッカー編著『愛する者の死とどう向き合うか――悲嘆の癒し』山本佳世子訳、晃洋書房所収、2009年、179-199頁。

ニーマヤー、ロバート：「悲嘆という険しい道筋――悲嘆と意味の再構築」、カール・ベッカー編著『愛する者の死とどう向き合うか――悲嘆の癒し』山本佳世子訳、晃洋書房所収、2009年、86-104頁。

額賀淑郎：「新遺伝学」、赤林朗編『入門・医療倫理Ⅰ』勁草書房所収、2005年、217-234頁。

ヌスバウム、マーサ・C：「老いとスティグマと嫌悪感」田中あや訳、思想6（第1118号）、2017年、6-24頁［ヌスバウム 2017］。

パークス、C・M：『（改訂）死別――遺された人たちを支えるために』桑原治雄、三野善央訳、メディカ出版、2002年。

ハーバーマス、ユルゲン：「『人間の内なる自然の未来――リベラルな優生学へと向かうのか？』への後書き（2001年から2002年の変わり目にて）」忽那敬三訳、富山大学編『生命倫理研究資料集Ⅲ－Ⅰ』、平成20年～22年度基盤研究（B）（一般）課題番号20320004所収、2009年、1-17頁。

旗手俊彦、栗原千絵子：「生命倫理専門調査会　その問題点（その1）」、平成16年度科研費基礎研究（B）（1）課題番号16320002、ファイザーヘルスリサーチ振興財団平成15～16年国際共同研究（B）編『生命科

学における倫理的法的社会的諸問題Ｉ』所収、2005年、33-81頁。
浜渦辰二：「生と死をケアすること――ケアの現象学的人間学から」、哲学58、2007年、79-96頁。
平山正実監修、グリーフケア・サポートプラザ編：『自ら逝ったあなた、遺された私――家族の自死と向き合う』朝日新聞社、2004年。
平山正実：『はじまりの死生学――「ある」ことと「気づく」こと』春秋社、2005年。
ビルンバッハー、ディーター：「人間の尊厳――比較考量可能か否か」（講演会記録)、ファイザーヘルスリサーチ振興財団平成15～16年国際共同研究（Ｂ）研究グループ、科学研究費補助金 基礎研究（Ｂ）（２）課題番号16320001 研究グループ、科学研究費補助金 基礎研究（Ｂ）（１）課題番号16320002編、2005年。
廣松渉、子安宣邦、三島憲一他編：『岩波哲学・思想事典』岩波書店、1998年。
船木祝：「認識の批判と拡張――カントにおける「仮象性」と「蓋然性」の区別」、木阪貴行、菅沢龍文、河村克俊編『現代カント研究９ 近代からの問いかけ――啓蒙と理性批判』晃洋書房所収、2004年、28-55頁。
船木祝：「「信仰」と「道徳」――カント『ウィーン論理学講義』における「賭け」に関する記述の問題射程」、学習院大学哲学会『哲学会誌』第30号、2006年、25-41頁。
船木祝：「「自己決定」に制限はありうるのか――ドイツ積極的臨死介助容認論と反対論の検討」、医療と倫理６号、2006年、27-34頁［船木2006]。
船木祝：「クレーメンス・シュヴァイガー著『定言命法とその他の命法――1785年に至るまでのカント実践哲学の発展』」、御子柴善之、桧垣良成編『現代カント研究10　理性への問い』晃洋書房所収、2007年、187-196頁。
船木祝：「終末期医療の決定における「患者の推定的意思」について」、臨床死生学Vol. 12, No. 1、1-8頁［船木 2007]。
船木祝：「がん告知を巡る日本的特徴と問題点」、文化女子大学紀要　人文・社会科学研究16、2008年、87-100頁。
船木祝：「家族等の死についての哲学的考察――人間関係から見たグリー

フケア」、人体科学第21巻１号、2012年［船木 2012］。
船木祝：「独居高齢者の社会的・精神的状況に関わる倫理原則の一考察」、北海道生命倫理研究Vol. 2、2014年、10-19頁。
船木祝、山本武志、旗手俊彦、粟屋剛：「高齢者の一人暮らしを支えている精神的・社会的状況」、北海道生命倫理研究 Vol. 3、2015年、13-26頁［船木ら 2015］。
船木祝：「独居高齢者を支える社会について哲学・倫理学的に考える」、地域ケアリング第18巻４号通巻238号、2016年、60-61頁。
船木祝：「弱い立場の人々を支える社会の倫理についての一考察――「強さの倫理」と「弱さの倫理」」、人体科学人第25巻１号、2016年、13-22頁［船木 2016］。
船木祝：「悲嘆に苦しむ人たちとともに生きる社会」、小山千加代編著『日本臨床死生学会　増刊号　サイエンスとアートとして考える生と死のケア――第21回日本臨床死生学会大会の記録――』エム・シー・ミューズ所収、2017年、147-161頁［船木2017a］。
船木祝：「孤独圏と共同体」、人体科学第26巻１号、2017年、13-23頁［船木 2017b］。
船木祝、宮嶋俊一、山本武志、粟屋剛：「個人と共同体の混合形態――一人暮らし高齢者の生活」、北海道生命倫理研究Vol. 7、2019年、19-35頁。
松田純：「解説」、ドイツ連邦議会審議会答申『人間の尊厳と遺伝子情報――現代医療の法と倫理（上）』松田純監訳、知泉書房所収、2004年、213-227頁。
松田純：『遺伝子技術の進展と人間の未来――ドイツ生命環境倫理学に学ぶ』知泉書院、2005年。
松田純：「ドイツにおける患者の事前指示の法制化と医師による自殺幇助をめぐる議論」、富山大学編『生命倫理研究資料集Ⅵ 世界における終末期の意思決定に関する原理・法・文献の批判的研究とガイドライン作成』、平成23年度基盤研究（B）（一般）課題番号23320001所収、2012年、4-18頁［松田 2012］。
盛永審一郎：「ドイツおよびEU」、平成16年度科研費基礎研究（B）（１）課題番号16320002、ファイザーヘルスリサーチ振興財団平成15～16年

国際共同研究（B）編『生命科学における倫理的法的社会的諸問題Ⅰ』所収、2005年、83-104頁。
盛永審一郎：「ヨーロッパにおける終末期の意思決定」、富山大学編『終末期医療をめぐる法的・倫理的規制のあり方への提言』（富山第一銀行研究助成報告書）所収、2007年, 25-51頁［盛永 2007］。
文部科学省：「ヒトES細胞の樹立及び使用に関する指針」、2001年９月。
山岸明子：「付録　コールバーク理論の新しい展開——主としてギリガンの批判をめぐって」、L．コールバーグ『道徳性の形成——認知発達的アプローチ』永野重史監訳、新曜社所収、1987年、193-208頁。
山本達監訳：『ドイツ連邦議会審議会中間答申　人間らしい死と自己決定——終末期における事前指示』知泉書館、2006年［山本2006］。
ユネスコ「バルセロナ宣言」(村松聡訳)、医療と倫理７号、2007年、81-86頁。
養老孟司：『死の壁』新潮社、2004年。
読売新聞：「末期がん　治療　家族意向を優先」、2007年２月26日朝刊。

著者略歴

船木　祝（ふなき しゅく）

1963年生まれ。学習院大学人文科学研究科哲学専攻博士後期課程単位取得満期退学。トリーア大学 Ph. D.（哲学）。現在、札幌医科大学医療人育成センター准教授。哲学、倫理学専攻。

著書に、Kants Unterscheidung zwischen Scheinbarkeit und Wahrscheinlichkeit, Frankfurt am Main: Peter Lang Verlag, 2002、『近代からの問いかけ——啓蒙と理性批判』（共著、晃洋書房、2004年）、『医学生のための生命倫理』（共著、丸善出版、2012年）、『教養としての生命倫理』（共著、2016年、丸善出版）、『サイエンスとアートとして考える生と死のケア——第21回日本臨床死生学会大会の記録』（共著、エム・シー・ミューズ、2017年）、分担訳書に『生命倫理百科事典』（丸善出版、2007年）ほか。

響き合う哲学と医療

発　行　2020年 4 月30日
著　者　船木　　祝
発行者　林下　英二
発行所　中西出版株式会社
〒007-0823　札幌市東区東雁来 3 条 1 丁目 1 -34
TEL 011-785-0737　FAX 011-781-7516

印　刷　中西印刷株式会社
製　本　石田製本株式会社

落丁・乱丁本は、お取り替え致します。